Juan Fco. Plaza Torres

Inmigración y Salud Internacional

Juan Fco. Plaza Torres

Inmigración y Salud Internacional

Atención sanitaria inicial y problemas de salud

PUBLICIA

Impressum / Aviso legal
Bibliografische Information der Deutschen Nationalbibliothek: Die Deutsche Nationalbibliothek verzeichnet diese Publikation in der Deutschen Nationalbibliografie; detaillierte bibliografische Daten sind im Internet über http://dnb.d-nb.de abrufbar.

Información bibliográfica de la Deutsche Nationalbibliothek: La Deutsche Nationalbibliothek clasifica esta publicación en la Deutsche Nationalbibliografie; los datos bibliográficos detallados están disponibles en internet en http://dnb.d-nb.de.

Coverbild / Imagen de portada: www.ingimage.com

Verlag / Editorial:
PUBLICIA
ist ein Imprint der / es una marca de
OmniScriptum GmbH & Co. KG
Bahnhofstraße 28, 66111 Saarbrücken, Deutschland / Alemania
Email / Correo Electrónico: info@editorial-publicia.com

Herstellung: siehe letzte Seite /
Publicado en: consulte la última página
ISBN: 978-3-8416-8095-2

INMIGRACIÓN Y SALUD INTERNACIONAL

ATENCIÓN SANITARIA INICIAL Y PROBLEMAS DE SALUD

JUAN FCO. PLAZA TORRES

INMIGRACIÓN Y SALUD INTERNACIONAL

ATENCIÓN SANITARIA INICIAL Y PROBLEMAS DE SALUD

AUTOR:

Juan Fco. Plaza Torres.

Doctor en Medicina y Cirugía. Especialista en Medicina Familiar y Comunitaria. Posgrado de Especialización en Enfermedades Tropicales. Profesor Universitario habitual de programas de posgrado. Autor de 7 libros y más de 30 artículos en revistas de interés científico. Experiencia de campo en Salud Internacional y Medicina del Viajero en países de África, Asia y América desde hace más de 14 años.

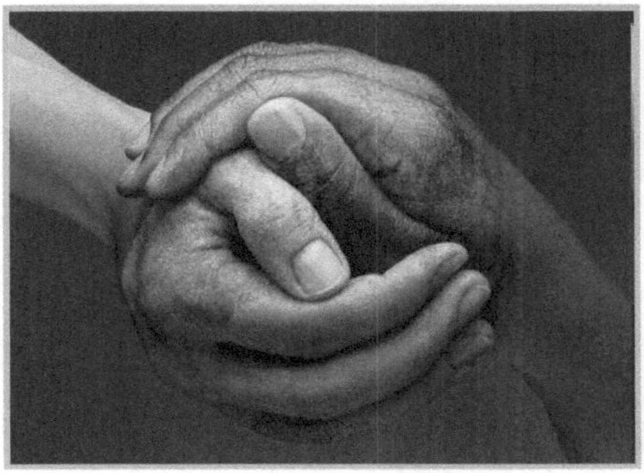

A mi mujer Mercedes, a mis hijos: Ana, Juan y a mis padres por el apoyo que me dan cuando estoy lejos de mí querida España y por saber que siempre me esperan con los brazos abiertos.

A mis compañeros, profesionales de la Sanidad, con los que he compartidos vivencias y experiencias en nuestros viajes profesionales en África, América y Asia desde hace más de 14 años.

Y en especial a la dotación del BAM TORNADO

A todos ellos GRACIAS.

Las sociedades humanas han migrado desde antiguo. Europa y España en particular han sido zonas desde donde han partido millones de personas cuando éstas se han enfrentado a crisis económicas, políticas o alimentarias.

El fenómeno de la globalización ha hecho, eso sí, que las migraciones internacionales se multipliquen y diversifiquen, lo cual supone un reto a todos los niveles para ciertos países, entre otros, países europeos, donde están instaurados los denominados Estados del Bienestar. Europa es vista por millones de personas que viven en áreas pobres o conflictivas como una zona donde rehacer sus vidas y tener nuevas oportunidades.

La inmigración supone una nueva realidad en el contexto sanitario y hay que saberla afrontar para poder dar respuesta a dos demandas: la de los inmigrantes con problemas de salud y a la de la sociedad del país de acogida que demanda control de algunas enfermedades con potencial epidémico. Uno de los problemas que pueden aflorar cuando se habla de enfermedades infecciosas e inmigración es la de provocar actitudes y políticas de rechazo hacia este colectivo, pero sin embargo destaca el hecho de que estas enfermedades con potencial epidémico no son enfermedades exclusivamente tropicales, sino enfermedades cosmopolitas.

La realidad de otros países europeos que nos han precedido en la experiencia de recibir inmigración, puede ayudarnos a superar prejuicios innecesarios y a establecer mejores programas de asistencia a este colectivo.

Este libro pretende ser una aproximación al análisis de este fenómeno y contribuir a que los profesionales sanitarios puedan entender y mejorar la atención al paciente inmigrante.

En Mombasa, Kenia, a 08 de Abril de 2016

TEMA I: LA ASISTENCIA SANITARIA AL INMIGRANTE

Capitulo 1.- INTRODUCCIÓN

Aunque no existe una definición única aceptada de **"inmigración"** la mayor parte de los autores consideran que bajo este término se indica el movimiento de población que consiste en la llegada de personas a un país o región diferente de su lugar de origen para establecerse en él.

La inmigración es un hecho constante en la historia de la humanidad, siendo las causas responsables diversas y variadas dependiendo de las circunstancias y el momento histórico. En la actualidad los principales motivos responsables del flujo migratorio son: económicos, políticos, religiosos, demográficos o secundarios a guerras o catástrofes naturales.

Las migraciones, voluntarias o forzadas, suponen hoy día uno de los mayores retos que tienen que afrontar los países que gozan de estabilidad política y de una buena situación de desarrollo económico y social. La población emigrante es muy heterogénea en términos de formación, cultura, educación y situación sanitaria, lo que hace que su integración no esté exenta de conflictos de diversa índole, ocupando un lugar preeminente el aspecto sanitario. En su mayoría provienen de regiones con sistemas de salud pública deficitarios, que tradicionalmente han recibido escasos recursos públicos y, lo que es más grave, muchos de ellos carecen de la cultura de prevención que tanto esfuerzo ha costado introducir en el día a día de los países desarrollados.

Por tanto, es primordial, no solo preservar la salud de los ciudadanos de los países receptores, sino también, e igual de importante, proporcionar a los inmigrantes los medios que les ayuden a alcanzar un óptimo estado de salud.

En el momento actual debemos hacer mención especial al número sin precedentes de personas provenientes de Medio Oriente, África y Asia Central que cruzan el mar Mediterráneo y Egeo huyendo de guerras, persecuciones y dificultades extremas en sus países en un intento de alcanzar seguridad y protección en Europa. Muchos experimentaron desplazamiento y dificultades en los países de tránsito y se embarcaron en peligrosos viajes. La falta de información, incertidumbre sobre su estatus migratorio y potencial hostilidad añaden un estrés adicional a este fenómeno.

1.1 MOVIMIENTOS MIGRATORIOS A NIVEL INTERNACIONAL

Las migraciones en el territorio Europeo deben enmarcarse en el contexto de los movimientos migratorios a nivel internacional. Algunos países desde el siglo XIX tenían tradición migratoria, como Estados Unidos, Canadá, Nueva Zelanda o Argentina (que son los llamados países clásicos de inmigración). Sin embargo, en el territorio Europeo la llegada masiva de inmigrantes es mucho más posterior.

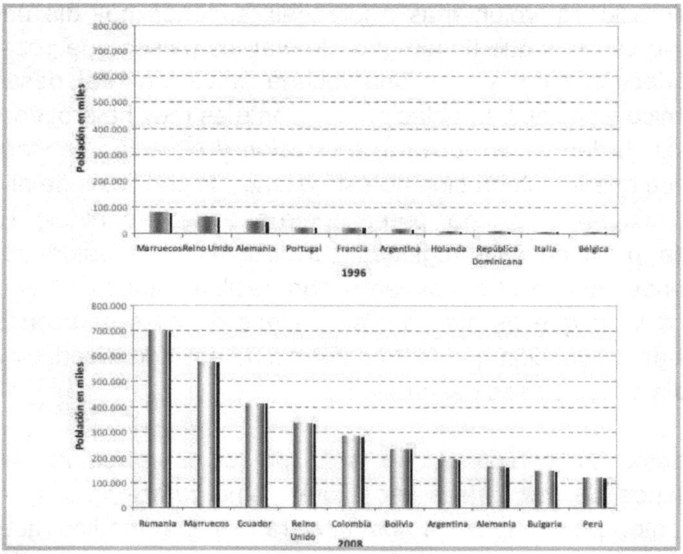

Los movimientos migratorios en Europa se han relacionado con procesos políticos globales como los ajustes posteriores a las guerras mundiales, así como con el surgimiento de nuevas relaciones económicas a nivel mundial que producen nuevas demandas en el mercado laboral. De este modo, se produce un incremento de la población que se desplaza desde los países más empobrecidos hacia países de mayor renta.

Atendiendo a las estadísticas de Eurostat, se estiman en más de 30 millones de inmigrantes existentes en la Unión Europea (UE- 27). Los cinco primeros países con mayor población inmigrante son Alemania, España, Reino Unido, Francia e Italia (European Comission, 2010).

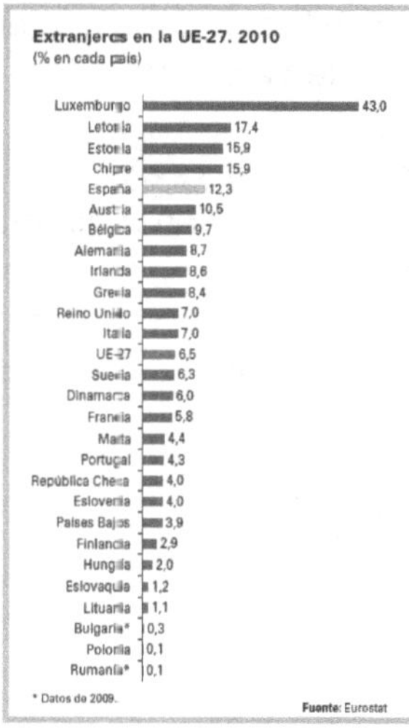

Países de la UE con más población extranjera. 2010

UE-27	32.489.000
Alemania	7.130.919
España	5.663.525
Reino Unido	4.362.006
Italia	4.235.059
Francia	3.769.016
Bélgica	1.052.844
Grecia	954.784
Austria	876.355
Países Bajos	652.188
Suecia	590.475

Fuente: Eurostat

1.2. EVOLUCIÓN DE LA POBLACIÓN INMIGRANTE EN ESPAÑA

Desde los años 90, en España empezó a resultar notoria la llegada de inmigrantes como respuesta a la dinámica de la demanda de su mercado laboral. Aunque este fenómeno como tal no es nuevo, puesto que desde la década de los 70 del siglo XX, el país pasó de ser emisor a ser receptor de población de diferentes países. La magnitud de la población recibida, la velocidad de su llegada en un periodo de tiempo reducido, la gran diversidad de los países de origen, en su mayoría de baja renta y la heterogeneidad de nacionalidades, religiones y culturas han caracterizado el proceso migratorio de los últimos años.

Entre los años 1996 y 2008, de acuerdo con los datos de población empadronada del Instituto Nacional de Estadística, la proporción de población extranjera sobre la población total aumentó entre 1996 y 2009 de un 1,4% a 11,4%. Así mismo, la proporción de población procedente de países en vía de desarrollo lo hizo de 0,7% al 8,3 % en ese mismo periodo. El aumento de la población inmigrante en ambos casos, se hace mucho más evidente a partir del año 2000. En el año 2009 se contabilizaban más de 5 millones de extranjeros, casi 3 cuartas partes procedentes de países de baja renta.

En la actualidad la inmigración en España se ha ralentizado por causa de la crisis, pero no va a parar. Los flujos se van a adaptar a la situación, tanto con la reagrupación familiar como con la dinámica de las diásporas ahora asentadas en el país. Pero el contexto global sigue siendo el de una creciente demanda migratoria a nivel regional y mundial entre países pobres y ricos.

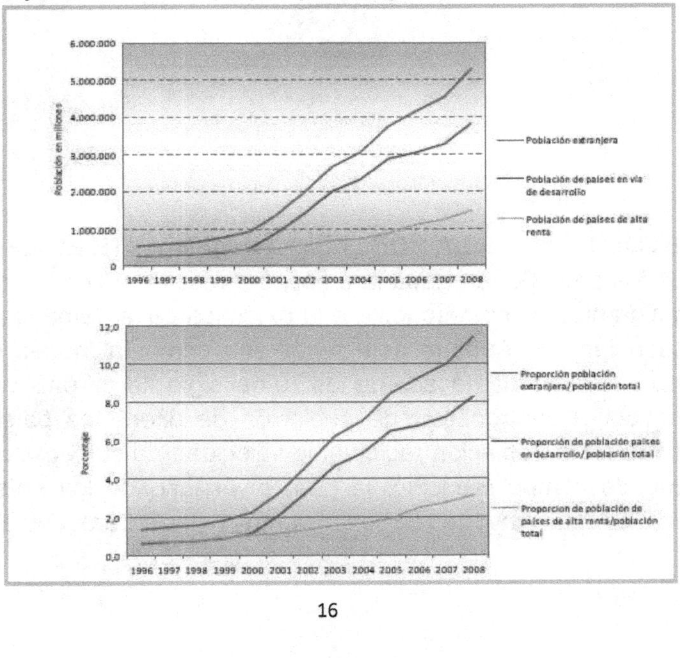

La inmigración actual en España es de trabajo y de asentamiento, lo cual plantea la cuestión de su integración definitiva. La sociedad española ha hecho, estos últimos años, esfuerzos considerables, globalmente muy positivos, para crear las condiciones adecuadas para esta integración. Pero queda, por supuesto, mucho por hacer.

Desde el sistema sanitario español, también se ha manifestado un creciente interés tanto por la población inmigrante, como por las repercusiones del fenómeno migratorio en la salud pública. Esta preocupación no es exclusiva de los profesionales sanitarios, sino que se inscribe dentro del contexto político, económico y social de la problematización de la inmigración.

La atención de las personas inmigrantes en el sistema sanitario ha de estar presidida por la equidad y por la normalización de la atención.

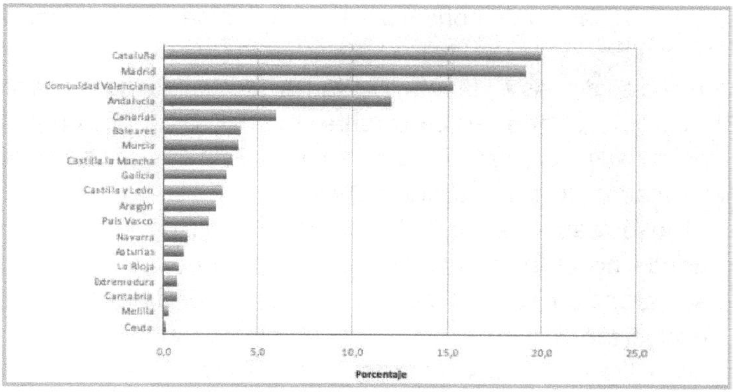

1.3.- CONSECUENCIAS EN EI ÁMBITO DE LA SALUD PÚBLICA DE LA INMIGRACION

1. Los inmigrantes **pueden ser portadores de determinadas enfermedades**, transmisibles o no, propias de sus países de origen y poco frecuentes o inexistentes en nuestro entorno.

2. Las **precarias condiciones** en que muchos de ellos se ven obligados a vivir o trabajar repercute en su estado de salud de forma negativa y pueden generar problemas de salud habitualmente vinculados a situaciones de pobreza y marginación. Es posible afirmar que a su llegada los inmigrantes no constituyen grupos de riesgo específicos, siendo, si acaso, las situaciones de marginación, soledad, hacinamiento y pobreza con las que se enfrentan durante el proceso migratorio, las que contribuyen a que presenten determinadas enfermedades.

3. Las dificultades que pueden encontrar los inmigrantes procedentes de países en vías de desarrollo para tener acceso efectivo a los servicios sanitarios, a menudo determinar el empeoramiento de su salud por **falta de asistencia sanitaria**. Dentro de la situación puramente administrativa, la **tarjeta sanitaria** es el documento con el cual el inmigrante puede acceder al sistema de salud en igualdad de condiciones que la población autóctona.

La ausencia de esta tarjeta limita la accesibilidad al sistema sanitario, por lo que el inmigrante busca otras opciones para solucionar sus problemas de salud. Estas opciones pasan fundamentalmente por dos situaciones:

- El uso desproporcionado de los Servicios de Urgencias, donde no es necesario aportar ninguna documentación para ser atendido. El uso de los Servicios de Urgencias supone exclusivamente la solución de problemas aislados, pero que no garantizan una continuidad en la asistencia ni un seguimiento de los problemas de salud.
- La existencia de consultorios médicos fuera del Sistema Nacional de Salud, proporcionados por ONGs y dirigidos específicamente a población marginal o inmigrante.

4. La **temporalidad en el domicilio, la movilidad geográfica** sumado a que no acuden a los centros de salud de forma regular, con un elevado índice de absentismo a consultas y revisiones puede influir en la asistencia al faltar una continuidad en la atención

y en el desarrollo de actividades preventivas. Esto es de especial importancia cuando se trata de enfermedades crónicas que precisan un control y un tratamiento prolongado (TBC, VIH,...), y que pueden suponer un problema epidemiológico desde el punto de vista de la salud pública.

5. La salud de los inmigrantes también se ve amenazada por los **riesgos derivados de los estilos de vida** que se les impone dentro de la Unión Europea. Así se ven expuestos a enfermedades asociadas a los nuevos estilos de vida, enfermedades como afecciones coronarias, neurológicas y ciertos tipos de cáncer.

6. La mayoría de las enfermedades **infecciosas típicas de los inmigrantes no tienen impacto,** en términos de salud pública, en el país de destino puesto que su transmisión es muy difícil en nuestro medio, ya sea por la falta del vector o de los hospedadores intermediarios.

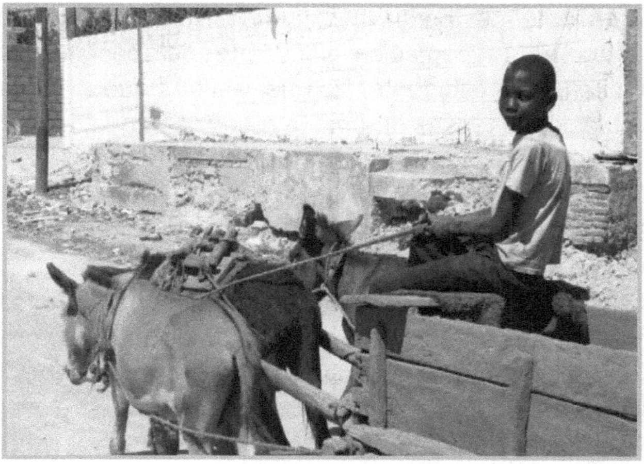

2.- LA CONSULTA DEL INMIGRANTE

La asistencia a los inmigrantes puede no ser una tarea fácil. Muchos son los condicionantes que empobrecen la atención sanitaria a este colectivo: marginalidad, malas condiciones de las viviendas, movilidad geográfica, riesgos laborales, dificultad de faltar al trabajo para acudir a las consultas, dificultad de comunicación y sobre todo la falta de papeles. Al igual que ocurre en muchos países entre la población general, los profesionales sanitarios estamos mal preparados para adaptarnos a los rápidos cambios demográficos de la inmigración.

La atención sanitaria a este colectivo despierta preocupación y controversia política y social. Los patrones de utilización, incluyendo el uso abusivo de los servicios sanitarios por los inmigrantes, que varían con el tiempo de estancia en el país, constituyen una de las quejas de determinados trabajadores sanitarios.

En general los profesionales sanitarios no tenemos formación suficiente para entender cómo la cultura, la raza y otros factores étnicos afectan a la aceptación por parte del paciente de las prácticas sanitarias de occidente. Es una realidad que a veces crea barreras y situaciones tensas durante la atención sanitaria.

2.1.- FASES DE RELACIÓN SANITARIO-INMIGRANTE

La atención sanitaria a extranjeros procedentes de países con un sistema sanitario similar al del país de destino no se diferencia prácticamente de la que se realiza en la población autóctona. Sin embargo, la atención sanitaria a inmigrantes procedentes de áreas menos desarrolladas plantea diversas actitudes tanto en el sanitario que ejerce dicha atención como en el inmigrante que la solicita.

Algunos autores han estructurado esta relación en tres fases sucesiva:

- **Fase del "exotismo**", donde por parte del sanitario se percibe al inmigrante como un paciente con enfermedades "exóticas", desconocidas por él y también como un posible "agente contaminante" dentro de la población. Esta nueva situación muchas veces le induce a volcarse en la búsqueda de soluciones, con mayor o menor apoyo, y casi siempre por decisión personal. Por su parte, el inmigrante percibe la medicina occidental como una panacea, deslumbrados por la alta tecnología asociada a las pruebas complementarias.

- Posteriormente llega la **fase del "escepticismo"**. El sanitario comienza a percibir que la gran mayoría de las consultas no son por enfermedades "exóticas". Muchas veces se acude a ellos por problemas que no son estrictamente médicos, y en su interior va naciendo un sentimiento de querer ayudar, pero sin estar "perdiendo el tiempo". Por parte del inmigrante, se utiliza al sanitario como un recurso constante, para solucionar toda clase de problemas, muchas veces fuera del estricto ámbito médico. Por este motivo, y por las características de la propia medicina, comienza a percibir que no se da solución a sus problemas.

- Finalmente se supera la fase anterior en dos sentidos opuestos: negativo (fase de la "crítica"), en la que el contacto sanitario-inmigrante es valorado como algo decepcionante, o positivo (fase de la "normalización) donde tanto el médico como el inmigrante, desprovistos ya de presunciones y decepciones llegan a una relación similar a la de la población autóctona.

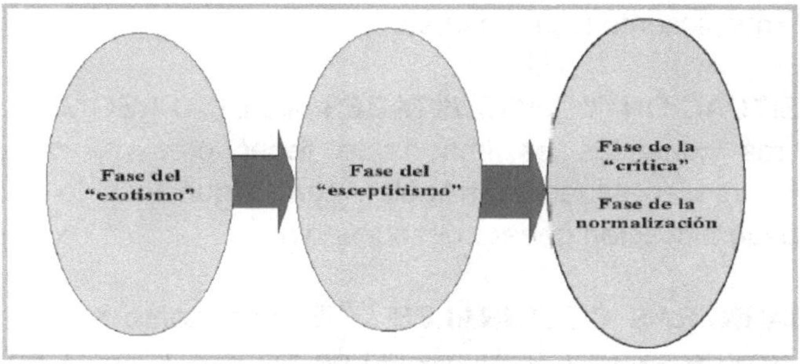

2.2.- ASPECTOS ESPECÍFICOS DE LA CONSULTA DEL INMÍGRATE

La atención al inmigrante reporta una serie de dificultades, algunos componentes específicos de esta consulta pueden ser:

1.- **IDIOMA.** Puede constituir un problema en la consulta, hacer que la asistencia sea complicada, que el facultativo comprenda mal los síntomas de los pacientes y los pacientes entiendan mal las indicaciones del médico, conllevando todo ello que no se realice ni un diagnostico ni tratamiento adecuado. Por ello es importante tener en cuenta:

- La posibilidad de que el paciente venga acompañado por algún familiar o conocido que actúe como intérprete. En este caso hay que asegurar el mantenimiento de la confidencialidad, que adquiere más importancia en motivos de consulta como son patologías relacionadas con la reproducción, sexualidad o la salud mental. También se puede solicitar un servicio de traducción/mediación.
- En ocasiones los hijos aprenden el idioma mucho más rápidamente que los padres y pueden ser una valiosa ayuda.
- Los dibujos o esquemas pueden apoyar el proceso de comunicación.
- En el caso de pacientes que proceden de América Latina, aunque hablan el mismo idioma, existe la posibilidad de que no atribuyan a las palabras el mismo significado o posean diferentes giros o formas de expresarse. Por tanto, es recomendable asegurarse de que se han entendido mutuamente los mensajes.

2.- **SITUACIÓN Y DIFICULTADES MEDICO-LEGALES**. En las primeras consultas es importante tener presente que pueden encontrarse en situación irregular, con lo que todo lo relacionado con la identificación genera desconfianza.

3.- **BARRERAS CULTURALES**. Es importante recordar que el concepto de salud y enfermedad de algunas culturas no coincide con el nuestro. Estas barreras culturales se ven influenciadas a su vez por otros factores (nivel económico, sociocultural, sexo, edad...) y que varían además con el país o la etnia de origen. Entre los elementos a tener en cuenta destacan:

- Se producen situaciones ambivalentes con una confianza en la medicina occidental y en las tecnologías asociadas a las pruebas complementarias.
- Debido a diferencias con las prestaciones del sistema sanitario de los países de origen, acostumbran a acudir al médico sólo en situación de enfermedad. En la mayoría de los países de origen la asistencia no es gratuita.
- Es importante identificar como patologías aquellas enfermedades que consideran como "***enfermedades nuestras***" y que para ellos no son enfermedad, así por ejemplo la hematuria en los niños egipcios debido a esquistosomiasis vesical es tan común que se considera normal en el delta del Nilo, al norte del Cairo.
- En algunos países (sobre todo subsaharianos), los fármacos se venden por unidades sueltas, por lo que se recomienda insistir en la cantidad y duración del tratamiento.
- Si se requiere tratamiento antibiótico es importante asegurarse que han comprendido las pautas y la necesidad de completar el tratamiento aunque los síntomas hayan desaparecido.
- Algunas mujeres (en particular musulmanas) solicitan que la atención ginecológica sea realizada por personal femenino.
- Se observa una infrautilización de los servicios prenatales, probablemente debido a la percepción del embarazo como una situación que no precisa de control médico, ni medidas preventivas. En cambio, sí se observa un buen control en la población pediátrica de madres inmigrantes, con asistencia a las revisiones y controles programados.

4.- MOTIVOS DE CONSULTA

Los inmigrantes en su mayor parte se trata de personas jóvenes, sanas y con un nivel de salud habitualmente superior al existente en su país de origen. Los motivos de consulta suelen ser:

- **Patologías adquiridas en la comunidad** y equiparables a las de la población autóctona con peculiaridades por las condiciones laborales que soportan (lumbalgias y dolores osteomusculares, traumatismos...) y en ocasiones por las malas condiciones en que viven (hacinamiento, pobreza).
- **Enfermedades reactivas o de adaptación**: la emigración supone una ruptura del núcleo familiar en culturas donde a la familia se le otorga un significado preponderante. El desarraigo social y las precarias condiciones en que se desenvuelven explican la alta prevalencia de trastornos psicopatológicos con predominio de ansiedad, depresión y somatizaciones.
- **Enfermedades prevalentes en sus países de origen** como tuberculosis, hepatitis víricas y SIDA. En África Subsahariana y Asia la prevalencia es muy superior y aumenta el riesgo de transmisión entre colectivos marginales de difícil control. Por ello, se recomienda , si existe suficiente evidencia, el cribado de estas patologías cuando el inmigrante procede de países con alta prevalencia.
- **Obtención de un certificado médico** (requerido para la tramitación del permiso de trabajo/residencia).

5.- OTROS ELEMENTOS ESPECÍFICOS

- Ante los desplazamientos al país de origen hay que pensar en la necesidad de realizar alguna actuación previa (vacunación, quimioprofilaxis) y que durante la estancia pueden producirse nuevas infecciones.
- Dificultad en la accesibilidad al sistema sanitario por desconocimiento de la organización de los servicios sanitarios, de su derecho a la atención sanitaria o barreras administrativas.

2.3.- CARACTERÍSTICAS SANITARIAS DE LA POBLACIÓN INMIGRANTE

Las principales características sanitarias de la población inmigrante pueden resumirse del modo siguiente:

- Las personas inmigradas, en general están sanas, la mayor parte de las enfermedades que padecen van a ser adquiridas en nuestro país y dependen de las condiciones sociolaborales que encuentren.
- Mayor morbilidad general.
- Riesgo superior de padecer enfermedades prevalentes del país de origen, además de estar expuestos a enfermedades propias del país de acogida.
- Predisposición a sufrir enfermedades asociadas a la marginalidad, sobre todo si la inmigración se ha producido por motivos económicos.
- Indiferencia y resistencia a participar en los programas de promoción de la salud y prevención de la enfermedad, en gran parte debido a la falta de tradición en educación sanitaria en los países de origen.
- Desconocimiento por parte del personal sanitario de las creencias, hábitos tradicionales y religiosos de los inmigrantes.
- Es frecuente la pluripatología. Así por ejemplo es frecuente encontrar parasitosis, junto con otras enfermedades trasmisibles como hepatitis víricas.
- Escasa información sobre los antecedentes médicos. Además, en los casos en que existe alguna información clínica, ésta tiene deficiencias o está adulterada, lo que dificulta aún más la valoración médica.
- Las enfermedades tropicales importadas no se van a transmitir en nuestro medio por falta de huéspedes intermediarios, pero van a requerir la formación de los profesionales sanitarios en ellas para que sean capaces de sospecharlas.

- Las enfermedades reactivas o de adaptación van a producir una gran morbilidad entre este colectivo al constituir la inmigración un importante factor estresante.
- La transmisión de las enfermedades cosmopolitas importadas se va a favorecer, entre las personas inmigradas, por condiciones sociolaborales precarias y por la existencia de barreras de acceso a los servicios sanitarios.

3.- PATOLOGÍAS COMUNES EN INMIGRANTES

Los inmigrantes presentan en general las mismas patologías que la población local. En España los problemas de salud de esta población son similares a los de la población autóctona, predominando en el ámbito de la atención primaria las infecciones respiratorias, los síndromes depresivos y los dolores lumbares; entre los adolescentes, por ejemplo, prevalecen las enfermedades odontológicas, respiratorias y cutáneas como consecuencia de infecciones o ausencia de adecuada higiene.

Algunas de las particularidades que podemos encontrar se enumeran a continuación:

DERMATOLÓGIA:

- Descartar el uso de pomadas de corticoides tópicos, muy utilizados de forma indiscriminada.

DIGESTIVO:

- Alta prevalencia de problemas dispépticos y ulcerosos.
- Importancia de los parásitos intestinales en la patología digestiva.

CARDIOVASCULAR.

- Incidencia elevada de HTA en la raza negra y en países del África subsahariana.

RESPIRATORIO:

- En general presentan los procesos infecciosos propios de la zona.

- Tuberculosis.

GINECOLÓGIA:
- Alta prevalencia de cáncer de cervix comparado con la población local.

ETS.
- Falta de revisiones ginecológicas.

OSTEOARTICULAR:
- Lumbalgias (no olvidar la posibilidad de tuberculosis vertebral).
- Problemas articulares que pueden deberse a artritis no tratadas y de larga duración.

DENTAL:
- Patología causada por los déficits nutricionales y falta de higiene dental.
- Es Importante captar a los niños e incluirlos en el programa de salud bucodental.

OFTALMOLÓGICO:
- Dismetropías no corregidas
- Infecciones.

ACCIDENTES Y ENFERMEDADES LABORALES:
- Alta incidencia de accidentes laborales. Muchas veces ocasionados por las malas condiciones laborales en que están trabajando.
- Es necesario indagar en este aspecto ya que a veces no lo dicen por no coger la baja como accidente laboral y quedarse sin trabajo.

ALTERACION ES PSICOLÓGICAS

La migración, generalmente forzada, requiere de múltiples adaptaciones en periodos cortos de tiempo. Los problemas de naturaleza social y psicológica preexistentes pueden resultar exacerbados. Es importante destacar que la forma en que ellos son recibidos y cómo se les proporciona protección y asistencia puede inducir o agravar dichos problemas.

Los cuadros más observados son:
- Reacciones de ansiedad, manifestadas en su mayoría con síntomas físicos y relacionados con problemas de adaptación.
- Síndromes depresivos con somatizaciones (debilidad, incapacidad sexual, sensaciones de calor o frío, parestesias).
- Síndrome de Ulises: trastorno por estrés crónico derivado de su proceso de adaptación.

Para saber más:

1.- ¿QUÉ SE NECESITA PARA LLEVAR A CABO UNA CORRECTA ATENCIÓN A LA POBLACIÓN INMIGRANTE?:

1. Para una mejor y mayor supervisión y **planificación** de la salud de los inmigrantes. Es importante mejorar la educación y la información de los inmigrantes y de los "receptores" en relación con las necesidades socio-sanitarias, culturales y limitaciones lingüísticas, así como las oportunidades de desarrollo sociosanitarias.

Un aspecto importante en la planificación es dotar de recursos humanos y materiales, ya que es imprescindible para atender las demandas originadas por el crecimiento de la población.

2. Pare tener un mejor conocimiento de la situación de estas poblaciones a nivel demográfico, económico, socio-sanitario y epidemiológico. Existe una **subestimación de los registros** poblacionales en cuanto a la inclusión de poblaciones extranjeras residentes. Esto se debe tanto a las personas que se hallan en situación no regularizada, como a las dificultades inherentes a factores idiomáticos, culturales y sociales de algunos de estos ciudadanos. Todo ello causa dificultades para la planificación de

servicios de salud y para la puesta en marcha de programas y estrategias en el ámbito de la salud pública. Sin un buen registro será difícil realizar una buena planificación.

3. **Para poder abordar las necesidades de salud de la población inmigrante, la respuesta más apropiada no puede venir de dispositivos específicos distintos, sino de su abordaje integral desde la atención primaria, que puede ofrecer la necesaria continuidad asistencial**. Los servicios de atención primaria situados en zonas de inmigración deberán adaptarse a las nuevas necesidades de esta población, y plantearse algunas de las dificultades que posiblemente tendrán que afrontar. Los centros especializados en enfermedades importadas deben ser utilizados como servicios específicos para tratar patologías poco frecuentes en nuestro medio, que afectan tanto a viajeros como a inmigrantes.

4. La experiencia de otros países es suficientemente demostrativa de la utilidad y eficacia de los **programas de formación de profesionales.** Es necesario potenciar y desarrollar programas de formación específicos para conocer las enfermedades más prevalentes de los inmigrantes y las características culturales diferenciales para facilitar la labor del profesional de atención primaria y mejorar el desarrollo de programas de atención y prevención. Además de la formación de profesionales en habilidades específicas que eviten problemas de comunicación, también hay que desarrollar iniciativas de refuerzo de las comunidades inmigrantes y de fortalecimiento de sus habilidades de autocuidado y ayuda mutua. A largo plazo la perspectiva de la integración de los inmigrantes, y especialmente de la segunda generación, cobra una gran importancia.

5. La salud de los inmigrantes, tanto en el ámbito asistencial como desde los servicios de salud pública y de vigilancia epidemiológica, debe ser considerada desde una **óptica interdisciplinaria, flexible y dinámica**, que cuente con la colaboración de profesionales de servicios sociales, sociólogos, intérpretes y mediadores culturales,

por citar los más destacados. Es necesario resolver los problemas de comunicación que pueden causar importantes problemas en su atención.

6. Se deben llevar a cabo estudios de **investigación epidemiológica** que permitan ofrecer respuestas serias y documentadas a las preguntas que todavía quedan por responder en este ámbito, y desmentir algunas afirmaciones que carecen de todo fundamento. Sólo de este modo se conseguirá un verdadero conocimiento de sus necesidades y prioridades en salud, así como la oferta de servicios de calidad, en un entorno normalizado y adaptado a las particularidades de los distintos colectivos que viven en el país, en este caso los inmigrantes extranjeros.

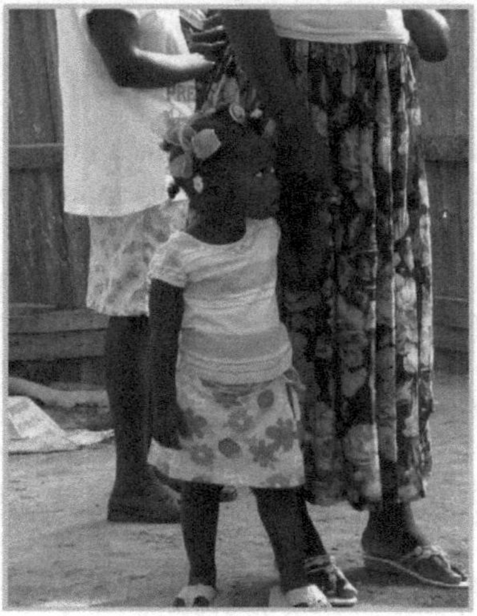

Capítulo 2: PROTOCOLO DE ATENCIÓN INICIAL A INMIGRANTES

INTRODUCCION

Sin lugar a duda, la inmigración supone un reto para los clínicos, ya que deben de incluir en su diagnostico diferencial enfermedades endémicas de las áreas de procedencia.

Es bien conocido que algunas patologías emergentes y/o re-emergentes son derivadas de la movilidad internacional de la población. En España, han aparecido en los últimos 25 años más de 22 procesos asociados a la inmigración, algunos de los cuales ya estaban erradicados.

Así, los inmigrantes recién llegados o que llevan poco tiempo en nuestro país pueden padecer un gran número y variedad de infecciones, pero con el paso de los años de estancia en España la posibilidad de padecer enfermedades propias de su país de origen se reduce de forma significativa. Por el contrario, el riesgo para otras infecciones como la tuberculosis, la estrongiloidiasis, esquistosomiasis o la equinococosis, puede persistir durante el resto de su vida.

En la evaluación de las personas que vienen de otros países hay que considerar datos especiales. Por ejemplo la inmunidad suele estar presente frente a virus como el de la hepatitis A o el virus de Epstein-Barr, que suele infectar a los niños en los países en desarrollo. Las políticas de vacunación también varían entre países o incluso de unas zonas geográficas a otras, y las personas que han pasado su infancia en países en vías de desarrollo, con frecuencia no han recibido las vacunaciones que se dan rutinariamente en España. Por ejemplo, en muchas áreas, nunca recibieron la inmunización primaria para el tétanos, hepatitis B, *Haemophilus influenzae*, *Neisseria meningitidis* tipo C, etc.

Algunos datos clínicos o de laboratorio también deben ser evaluados específicamente en el caso de las personas inmigrantes. Así, la presencia de anemia y/o eosinofilia sugiere la posibilidad de parasitosis intestinal que en el inmigrante con frecuencia es poliparasitaria. Por otro lado, la prueba serológica frente a la sífilis es positiva a veces reflejando la infección con otras treponematosis de zonas endémicas, como el Bejel o el Pian.

En la población inmigrante pueden estar presentes otras infecciones latentes o crónicas, además de la tuberculosis, que no le son familiares al clínico, como el paludismo, tripanosoniasis, esquistosomiasis o filariasis, por citar las más comunes. Además, algunas de las infecciones crónicas tienen secuelas inesperadas, como la hepatitis B que se asocia con cáncer hepático, *Schistosoma haematobium* con cáncer de vesícula o *Trypanosoma cruzi* (enfermedad de Chagas) con defectos de conducción y dilatación del tracto gastrointestinal o del uréter.

Determinadas complicaciones, poco comunes en España, pueden también pasar desapercibidas. Así, la infección recurrente del tracto urinario se origina a veces por secuelas de una tuberculosis génito-urinaria silente, la infiltración pulmonar cavitada con un Mantoux positivo y hemoptisis puede ser ocasionada por Paragonimiasis (infección por el trematodo pulmonar *Paragonimus westermani*) o la neurocisticercosis, frecuente en inmigrantes de Latinoamérica, es una causa de crisis convulsivas que tampoco debe olvidarse.

En definitiva, los profesionales sanitarios debemos saber afrontar esta nueva realidad que supone la inmigración en el contexto sanitario. Los problemas de salud que presenten los inmigrantes, el control de algunas enfermedades con potencial epidémico para la sociedad española o el diagnóstico precoz de enfermedades infecciosas emergentes son las principales demandas que se nos plantean actualmente. La realidad de otros países europeos que nos han precedido en la experiencia de la inmigración, puede ayudarnos a superar prejuicios innecesarios y a establecer mejores programas de vigilancia y control.

PROTOCOLO DE ATENCIÓN INICIAL A INMIGRANTES

Actualmente, alrededor del 10% de la población española es originaria de otros países. La mayor parte de estas personas son jóvenes, entre 25 y 35 años.

Como hemos visto la población inmigrante presenta una gran diversidad debido a su diferente origen geográfico, estatus económico, social y cultural. No obstante, tienen en común:

- Ser mayoritariamente, como hemos señalado, jóvenes y sanos.
- Constituir una población vulnerable por las condiciones económicas, sociales y laborales que encuentran en nuestro país.
- Estar padeciendo una situación de estrés por el propio proceso migratorio.
- La mayor parte de las enfermedades que pueden padecer son las comunes en nuestro medio.
- Los recién llegados pueden tener mayor riesgo estadístico de presentar algunas enfermedades, fundamentalmente infecciosas, en función de sus países de origen.

La realización de un protocolo de atención inicial a inmigrantes asintomáticos tiene como objeto el descartar algunas patologías frecuentes en sus países de origen, asintomáticas en estadios iniciales o cuyo diagnóstico y/o tratamiento precoz mejora el pronóstico de la enfermedad.

Las recomendaciones recogidas para la aplicación de protocolos se basan en recomendaciones de expertos. La aplicación de estos protocolos son recomendables a cualquier inmigrante y se debe hacer de forma independiente al motivo de consulta y en función del lugar de procedencia y del tiempo de estancia en nuestro país. Siempre necesitaremos un consentimiento informado, con la certeza de que el paciente comprende las actuaciones que pretendemos hacer y el objetivo de su realización.

La primera consulta es muy importante por la oportunidad de captación que representa, ya que va a permitir identificar los principales problemas de salud, iniciar las medidas de prevención adecuadas y asegurar la administración de los tratamientos adecuados. Todo ello deberá quedar reflejado en la historia clínica del individuo. Se debe particularizar cada caso en función del país de origen y el tiempo de residencia en nuestro país.

OBJETIVOS Y SISTEMATICA DE LA CONSULTA

Sería deseable que se intentaran alcanzar los siguientes objetivos:

• Que se comprendiera, tanto por parte del inmigrante como del facultativo, que la inmigración en sí tiene efectos sobre la salud.

• Que se incorporaran las creencias respecto a la salud que el inmigrante trae a un esquema terapéutico efectivo.

• Que se utilizaran las pruebas de cribado sólo cuando estén indicadas, bien en términos de salud pública o de salud individual.

• Que se aportaran los cuidados necesarios de una forma competente y culturalizada.

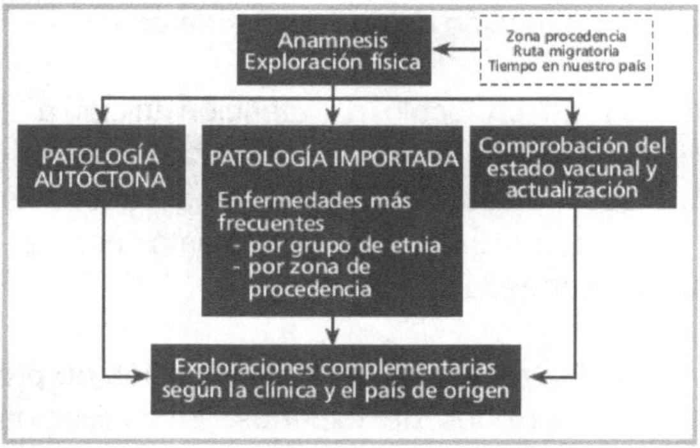

El personal debería tener experiencia en Atención intercultural y conocer las enfermedades de este colectivo. El inmigrante suele emplear distintas claves culturales en la exposición de los síntomas y es necesario tenerlo en cuenta para llegar a un buen diagnostico.

La asistencia primaria podría estructurarse en consulta de adultos, materno-infantil, mental, enfermería y servicios sociales.

La **anamnesis** es la parte más importante de la historia ya que va explicar muchos de los síntomas que presentan, nos va a orientar en el diagnóstico y va a determinar qué pruebas complementarias son necesarias, no sólo en función de la sintomatología sino también en función de otras variables a considerar como: el país de origen, antecedentes personales, tiempo que lleva en nuestro país, si ha vuelto a su país desde que está en España, etc.

HISTORIA CLÍNICA

¬ 1 ¬ Antecedentes personales
¬ 2 ¬ Historia actual/motivo de consulta
¬ 3 ¬ Exploración física
¬ 4 ¬ Exploración psicológica básica
¬ 5 ¬ Pruebas complementarias en población adulta

Sistemática de la Historia Clínica:

1. ANTECEDENTES PERSONALES

- Preguntar el ***país de origen***, el tiempo que lleva fuera de su país, si ha regresado, países que ha recorrido en su ruta migratoria.

- **Condiciones del viaje**. El hacinamiento contribuye a aumentar el riesgo de transmisión de enfermedades como la tuberculosis.

- **Condiciones actuales de vida**. Dónde, cómo y con quién reside (la calle, albergue, posibilidad de hacinamiento…).

- **Actividad y situación laboral** (tipo y riesgos laborales).

- **Tiempo de residencia en España.** Cuanto más reciente sea la llegada, mayor es la probabilidad de que la patología desarrollada sea importada.

- ***Antecedentes patológicos***, sobre todo las enfermedades transmisibles más frecuentes en la población inmigrante. Preguntar por Tuberculosis, hepatitis, ETS.

- Indagar si se ha realizado algún **tratamiento,** cuál y durante cuánto tiempo útil en el conocimiento de enfermedades pasadas y en el eventual desarrollo de resistencias (antibióticos, fármacos antituberculosos, antimaláricos, etc.).

- **Transfusiones o inyecciones** por vía parenteral recibidas en el país de origen: pueden ser el origen de ciertas enfermedades de transmisión sanguínea (hepatitis B, C, VIH).

- A las ***mujeres*** se les debe realizar una ***historia ginecológica*** y si han realizado alguna revisión (la mayoría de las mujeres no se han hecho nunca una revisión ginecológica) y una ***historia obstétrica.*** El cáncer del cuello de útero tiene una mayor prevalencia en África y países del Caribe).

Datos sobre posibles situaciones de violencia de género (las mujeres inmigrantes padecen situaciones de mayor riesgo para sufrirla y/o una mayor dificultad para prevenirla o denunciarla).

- ***Planificación familiar:*** preguntar si utilizan algún método anticonceptivo, y si no es así, valorarlo en función de los deseos de tener hijos, la edad de la mujer, antecedentes, etc. Es importante considerar que las diferencias culturales pueden ser importantes, sobre todo cuando no viene sola a la consulta, muchas veces no expone su opinión (sobre todo si viene con el marido).

- También es importante preguntar por enfermedades genéticas, hemoglobinopatías, déficit de G-6-PDH, déficit de Lactasa, en el caso de que las conozcan.

- **Situación vacunal (en el capítulo 3 de este tema se tratará este aspecto de forma más exhaustiva):** Es un buen momento para poner al día el calendario vacunal del adulto. Al hablar de un calendario de vacunación para inmigrantes las pautas de actuación que vamos a establecer irán encaminadas a conseguir un nivel de protección igual que el resto de la población en donde reside.

Generalmente las personas inmigradas adultas, igual que el resto de la población, no suelen adoptar documentación justificativa de las vacunas recibidas; es necesario valorar cada caso individualmente aplicando la pauta correctora correspondiente en función de la edad. Si se aporta la cartilla de vacunaciones, las dosis de las vacunas que figuren serán consideradas como válidas. Ante la duda es preferible revacunar.

Ideas claves. En adultos:

- Hay que revisar la vacuna de tétanos y hepatitis B completando el calendario si fuera preciso.
- En mujeres en edad fértil, hay que comprobar si están vacunadas de rubéola.
- Hay que vacunar con polio inactivada (vacuna intramuscular) a aquellos inmigrantes procedentes de países con casos declarados de polio por poliovirus salvaje.
- La vacuna antigripal se administrará bajo los mismos criterios que a la población autóctona.

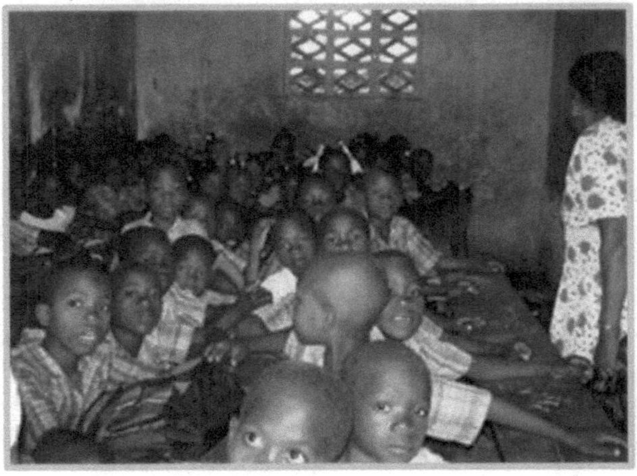

2.- HISTORIA ACTUAL

Su realización es a veces muy difícil por problemas de idioma, de significado y de cultura, así como por la coexistencia de varias patologías. Es conveniente realizar un interrogatorio dirigido y para facilitar el mismo pueden ser de utilidad los cuestionarios traducidos a varios idiomas.

A la hora de realizar la historia clínica debemos tener presente los siguientes aspectos:

- Los motivos de consulta son diversos e inespecíficos. En ocasiones es preferible realizar un listado de problemas ya que es frecuente la coexistencia de patologías.
- Determinados síntomas pueden ser considerados por los pacientes como normales por estar habituados a ellos (prurito, dolor abdominal, fiebre intermitente, diarrea).

- No debemos olvidar las patologías más frecuentes: hepatitis B, tuberculosis, enfermedades de transmisión sexual, infección por VIH, malaria, parasitosis, lepra, etc.

- Preguntar por el consumo de fármacos tanto prescritos como automedicados o utilización de remedios tradicionales.

- Valorar también su estructura dinámica y familiar y su religión (si es musulmán y practica Ramadán, tenerlo en cuenta a la hora de prescribir un tratamiento).

Para saber más:

Algunos síntomas-signos pueden indicar la posible existencia de una enfermedad tropical:

¬ Prurito cutáneo generalizado, rash cutáneo, nódulos subcutáneos, úlceras mucocutáneas, máculas hipo o hiperpigmentadas con disminución de la sensiblidad termoalgésica, etc.

¬ Tos crónica con o sin hemoptisis, crisis asmáticas.

¬ Linfadenopatías y/o episodios recidivantes de linfangitis.

¬ Colangitis recurrente, hepatoesplenomegalia.

¬ Fiebre aguda o recidivante no filiada o que no responde a terapéutica habitual, descartar siempre en primer lugar un origen malárico.
¬ Pérdida de peso inexplicada, con o sin fiebre.
¬ Diarrea aguda o crónica, con o sin fiebre o sangre.
¬ Neuropatías sensitivas o motoras, crisis comiciales o estados confusionales.
¬ Hematuria, anemia y/o eosinofilia.

3.- EXPLORACIÓN FÍSICA

Hay que valorar especialmente:

- **Medidas antropométricas** (peso y talla).
- **Tensión arterial y frecuencia cardiaca**. La tensión arterial maligna es muy frecuente en la raza negra.
- **Estado nutricional.**
- **Piel y mucosas**: manchas hipo o hiper pigmentadas (a las que se hará un test de sensibilidad superficial para descartar lepra), lesiones de rascado o presbidermia (que sugieren oncocercosis), nódulos subcutáneos (oncocercosis o cisticercosis), lesiones ulceradas (leishmaniasis, micobacteriosis), descartar muguet oral (inmunodepresión)
- **Examen dental**
- **Fosas nasales**: úlceras, tumores, leishmaniasis mucocutánea, rhinoescleroma.
- **Oídos**: otoscopia, test básico de audición.
- **Ojos:** agudeza visual.
- **Cuello**: adenopatías, tiroides (bocio es endémico en zonas del Trópico).
- **Tórax:** auscultación pulmonar y cardiaca (cardiopatía reumática, miocardiopatía dilatada, miocardiopatía hipertensiva).
- **Palpación abdominal**: visceromegalias, ascitis.
- **Ganglios**: inguinales, generalizados.
- **Pelvis/genitales**: derivar al ginecólogo a las mujeres (muchas no han tenido nunca una revisión ginecológica).

- **Extremidades**: linfedema crónico (filariasis linfática), tumefacción recidivante (loasis).
- **Osteo-articular**: exploración lumbar.
- **Neurológico**: exploración básica.

Exploración	Valoración
Estado general	• Nutrición. • Hidratación. • Coloración de piel y mucosas. • Temperatura. • Presión arterial y pulsos.
Cavidad oral	• Estado dental. • Caries. • Úlceras orales. • Orofaringe.
Adenopatías	• Buscar en todas las regiones.
Ojos	• Conjuntivas: ictericia, palidez, inflamación. • Lesiones oculares, blefaritis, infección. • Reflejos pupilares, movimientos oculares. • Agudeza visual.
Oídos	• Agudeza auditiva. • Lesiones conducto auditivo o tímpano, cuerpos extraños, infecciones.
Tórax	• Hallazgos auscultación cardiopulmonar.
Abdomen	• Visceromegalia, masas palpables. • Puntos dolorosos. • Hernias
Aparato locomotor	• Cicatriz vacunal en el deltoides (BCG). • Fuerza, movilidad y dolor. • Reflejos, marcha. • Varices, edemas, trastornos tróficos.
Aparato genitourinario	• Infecciones, infestaciones, ETS. • Testículo palpable, hernias. • Ablación clítoris, sinequias, etc...
Piel y faneras	• Presbidermia (piel de aspecto envejecido) en nalgas, muslos, tibias (oncocercosis). • Nódulos en prominencias óseas: trocánter, espina iliaca (oncocercosis). • Hipopigmentación, anestesia al pasar algodón (lepra). • Prurito generalizado. • Úlceras. • Infecciones e infestaciones en piel, pelo o uñas.

	Tener en cuenta	Pedir
Diarrea	Parásitos	Coprocultivo Parásitos en heces
Asma	Eosinofilia pulmonar tropical Sind. Loefler (áscaris, toxocara)	Serología filarias Parásitos en heces Parásitos en esputo Serología toxocara
Prurito	Sífilis, filarias Schistosoma, oncocercosis, parasitosis Acaros, piojos, pulgas, sarna	Hemograma (eosinofilia) Serología lúes Exten sangre, biopsia (filarias) Skin Skip (oncocercosis)
Hepatomegalia	Malaria,Hepatitis...	Gota gruesa/serología
Dolor abdominal	Parásitos, TBC	Parásitos heces Hemograma y si eosinofilia: Fibrogastroscopia (Estrongiloides duodeno)
Hematuria/Sind Miccional	En autóctono neo vesical Schistosoma (Subsahariano) Bilharziasis (Arabe) TBC (Asiático)	Mycobacterias en orina Centrifugado orina
Esplenomegalia	Leishmaniasis Malaria	Serología Gota gruesa
Fiebre+esplenomegalia+anemia (sobre todo primeros meses de salida de su país)	Malaria	Extensión gota gruesa y frotis
Lesión anestésica, hipopigmentada, parálisis postneurítica	Lepra	Bacilo de Hansen en lesión
Nódulo piel+prurito	Filaria, Oncocercosis (vida media larga)	Biopsia
Dolor lumbar	TBC columna, Brucella	RX Serología
Síndrome Miccional	ETS, Schistosoma	Exudado uretral Centrifugado orina
Anemia	Hemoglobinopatías	Electroforesis Hb
Eosinofilia (>650 en africanos: parásitos multicelulares localiz. Hística)	Filarias Parasitosis intestinal, urinaria Triquinosis	Filarias sangre y piel Parásitos heces, orina Biopsia
Fiebre	Malaria, Brucella, Tifoidea, TBC	Gota gruesa. SerologíaRX/Mantoux

Referencias de síntomas-signos claves (además de lo normal en autóctonos)

4.- EVALUACIÓN PSICOLÓGICA

Los inmigrantes pueden sentirse abrumados, temerosos, ansiosos, insensibles y distantes, experimentar miedos y preocupaciones extremas. Muchos se ven afectados por múltiples pérdidas y están en proceso de duelo por las personas, lugares y la vida que dejaron atrás. Algunos pueden tener reacciones que afecten su capacidad de funcionamiento y de pensamiento y, por lo tanto, afecten su capacidad para cuidar de sí mismos y de sus familias. Para la mayoría de los inmigrantes los eventos potencialmente traumáticos del pasado no son la única, ni la más importante fuente de angustia psicológica. La mayor parte del sufrimiento emocional está directamente relacionada con las tensiones y preocupaciones actuales y la incertidumbre sobre el futuro.

Entre los aspectos más específicos que deben ser tenidos en cuenta en la consulta de pacientes inmigrantes destacarían:

- Duelo: todo emigrante se ve sometido a una serie de procesos de duelo debido a la perdida de elementos como son la familia o amigos, la identidad nacional o el status social que generalmente no les es reconocido en el país de acogida.
- En el proceso de adaptación del emigrante a la cultura del país anfitrión influye:
    - La semejanza de culturas.
    - El grado de receptividad de a cultura anfitriona.
    - La edad del individuo.
    - La personalidad del individuo.

Es difícil llegar al diagnóstico de un trastorno emocional (falta de comunicación y confianza, rechazo a contar sus experiencias traumáticas, miedo...). Además, en la mayoría de los casos coexisten con enfermedades somáticas, haciendo difícil el diferenciar entre enfermedad psiquiátrica y somática. Es fundamental una aproximación clínica adaptada a su culturalidad, hecho que difícilmente puede ser ofrecido fuera de un equipo con experiencia en este tema.

Evaluación Psicológica Básica:

¬ Antecedentes personales y/o familiares de enfermedades mentales.

¬ En la mujer, hay que explorar la existencia de posible discriminación de género.

¬ Estado de ánimo y autoestima.

¬ La presencia de ansiedad y diferenciar si la misma es:

¬ Adaptativa: como respuesta de alerta ante situaciones objetivas de peligro.

¬ Neurótica: respuesta ante estímulos externos o internos que producen conductas de desajuste y bloqueo.

¬ Psicótica: la respuesta que se produce es mucho más intensa y va acompañada de ruptura del sentido de la realidad.

¬ Secundaria a proceso orgánico: puede ser producida por alteraciones orgánicas como hipertiroidismo, hiperglucemia, angina de pecho, etcétera.

¬ La presencia de síntomas psicóticos como delirios o alucinaciones. Hay que tener en cuenta las diferencias con los delirium, alucinosis, etc., que se producen por intoxicaciones o como manifestaciones de origen orgánico (tumores cerebrales...).

¬ La presencia de insomnio y la calidad del sueño.

¬ Observar el lenguaje no verbal, en especial la expresión facial, la mirada y los gestos, ya que nos ayudarán a paliar la dificultad lingüística.

¬ Capacidad de adaptación.

¬ Posibles sentimientos de rechazo, ira o aislamiento.

¬ Posible marginación o incomunicación.

¬ La existencia de apoyo sociofamiliar.

La condición de inmigrante, en sí misma, no hace a las personas, más vulnerables a los trastornos mentales, pero sí los expone a diversos factores de estrés que influyen en su bienestar mental.

5.- EXPLORACIONES COMPLEMENTARIAS:

Las exploraciones complementarias dependerán de cada caso y siempre en función de los datos obtenidos de la anamnesis y la historia clínica. Antes de realizar estas pruebas, es conveniente dar las explicaciones necesarias y requerir su consentimiento. Debido a la gran movilidad de este colectivo, conviene preguntar si con anterioridad se le ha realizado algún tipo de pruebas para evitar duplicidades y molestias al paciente.

A continuación se detallan algunas de las exploraciones mínimas que debemos valorar cuando un inmigrante, que no presente síntomas y en función de su procedencia y tiempo de estancia en nuestro país, llega por primera vez a la consulta y nunca se ha realizado un examen de salud.

¬ **Hemograma, recuento y fórmula**. Pretendemos la detección de:

- ¬ Anemias (la anemia más frecuente a nivel mundial es la ferropénica).
- ¬ Eosinofilia periférica: nos haría sospechar la posibilidad de parásitos (helmintos); hasta 500-700 eosínofilos µl se pueden considerar normales.
- ¬ Niveles de hierro y ferritina, si existe anemia microcítica con ferritina normal (sobre todo en africanos subsaharianos e hindúes) solicitar electroforesis de hemoglobina.

¬ **Bioquímica básica**: se pedirán pruebas de función hepática, renal y glucemia.

¬ **Sistemático de orina**.

¬ **Parásitos en orina:** en procedentes del África Subsahariana con hematuria en el sedimento o clínica genitourinaria, para descartar esquistosomiasis urinaria.

¬ **Parásitos en heces** mediante técnica de concentración: aunque no existe consenso en la literatura científica sobre el beneficio del estudio coproparasitológico rutinario (3 determinaciones) en inmigrantes asintomáticos, se propone:

- ¬ En personas procedentes de países tropicales o subtropicales con una estancia menor de tres años (otros autores indican solo un año).
- ¬ Situaciones de hacinamiento o convivientes de personas procedentes de zonas tropicales o subtropicales.

¬ **Test de tuberculina** (PPD/MANTOUX) y radiografía de tórax: en personas inmigradas adultas hasta los 35 años y en los primeros 5 años de estancia en nuestro país, (algunos autores solo recomienda la Radiología de tórax si PPD+ o existe sospecha de TBC). El cribado con estas pruebas se realizará de forma simultánea para evitar pérdidas y desplazamientos sucesivos.

¬ **Serologías**:

¬ Hepatitis B: a procedentes de áreas con alta prevalencia de infección crónica por VHB, fundamentalmente África subsahariana y Sudeste asiático.

¬ Hepatitis C: a procedentes de áreas con alta prevalencia de infección por VHC, especialmente África Subsahariana y Sudeste asiático.

¬ Lúes: en procedentes de África subsahariana, Sudeste Asiático y Europa del Este.

¬ VIH: previo consentimiento de la persona y en función del país de origen

¬ Toxoplasmosis en mujeres gestantes.

¬ Rubéola en mujeres en edad fértil (ofertar la vacunación a las no inmunizadas)

¬ Extensión sanguínea y gota gruesa: A niños entre 1 y 5 años y mujeres embarazadas recién llegadas de países endémicos de paludismo (menos de 6 meses de estancia en España).

¬ Estudio de **filarias** en sangre y en piel.

¬ Valorar según la exploración derivar al oftalmólogo/ odontólogo.

¬ En mujeres revisión ginecológica y exudado vaginal.

La realización de pruebas complementarias puede suscitar controversias respecto a su utilización como cribado. Es recomendable ser flexible y utilizar variaciones según el resultado de estudios de evidencia.

No olvidar: infecciones latentes o crónicas que pueden estar presentes en inmigrantes según país de procedencia: Hepatitis, TBC, Paludismo, Lúes, VIH, Estrongiloidiasis, Tripanosomiasis, Esquistosomioasis y Filariasis.

En las siguientes tablas se muestran el protocolo común de cribaje para emigrantes teniendo en cuenta el continente de procedencia

	Europa del Este	África del Norte	África subsahariana	Asia	Latinoamérica
Hemograma	Sí	Sí	Sí	Sí	Sí
Bioquímica básica	Sí	Sí	Sí	Sí	Sí
Sedimento de orina			Sí		
Coprocultivo		Sí	Sí	Sí	Sí
Parásitos en heces		Sí	Sí	Sí	Sí
Mantoux	Sí	Sí	Sí	Sí	Sí
VHB	Sí	Sí	Sí	Sí	
VHC	Sí	Sí	Sí	Sí	
VIH	Sí		Sí		
Serología sífilis	Sí		Sí		
Gota gruesa			Sí	Sí	
Filarias			Sí		

Pruebas Complementarias y origen

Día	Africa SubSahariana	Sudeste Asiático	Sud America	Magreb	Europa Este
Serología Hepatitis[1]	B y C +	B y C +	Pacíficco Amazonas Caribe	B y C +	Rumania Bulgaria Albania
Mantoux/RX[2]	+	+	+	+	+
Gota Gruesa Malaria (< 6 meses en país)	Niños 1-4 a. Embarazadas	Niños 1-4 a. Embarazadas	Niños 1-4 a. Embarazadas		
Serología Lúes	+	+	+		+
VIH	+	+			+
Centrifugado orina Schistosoma	+				
Filarias en sangre	Africa central/ Oeste +				
Serología Enf Chagas			Centro/ Sudamérica +		
Parásitos Heces[3]	+	+	+	+	+
Hemograma/ferritina (Electroforesis Hb si anemia) Morfología	+	+	+	+	
Bioquímica/Orina	+	+	+	+	

(1) Ante la positividad de VHB, solicitar serologia VHD.

(2) Indicado en inmigrantes <35 años, con menos de 5 años en España, que provienen de país con alta prevalencia, asociado a marginalidad/pobreza.

(3) Parásitos:

- Si menos de 1 año en país receptor (adult): Albendazol (Eskazole)400 mg. 1/día (5 días) o pedir parásitos en heces.
- Si 1-3 años en país receptor: Pedir parásitos en heces.
- Si más de 3 años en país receptor : Como autóctonos.

Solicitud de pruebas complementarias

Parásitos en heces	Tres muestras días alternosLa negatividad no excluye el diagnóstico
Parásitos en orina	En orina de 12 horas, empezando por la mañana, previo ejercicio
Microfilarias sangre	Tubo de hemograma
Microfilarias piel	Muestra de epidermis superficialRemitir en suero salino
Frotis y gota gruesa	Tubo de hemograma. Extraer en pico febrilIndicar si toma Clotrimoxazol, Sulfas o Clindamicina (falsos -)

Ideas claves:

- La atencion inicial a personas inmigrantes implicar el valorar la posible existencia de enferemdades importadas, a pesar de que no van a ser las mas frecuentes en este grupo de poblacion.
- La realizacion de un protocolo de atencion incial se basa en recomendaciones de expertos y documentos de consenso.
- El protocolo de atencion incial comprende una anamesis, exploracion fisica y psicologica y pruebas complementarias en funcion del pais de origen, ruta migratoria y años de estancia en España.
- Se debe solicitar un consentimiento infdormado para la realizacion de las pruebas complementarias, informando al paciente de su naturaleza y el objeto de las mismas.

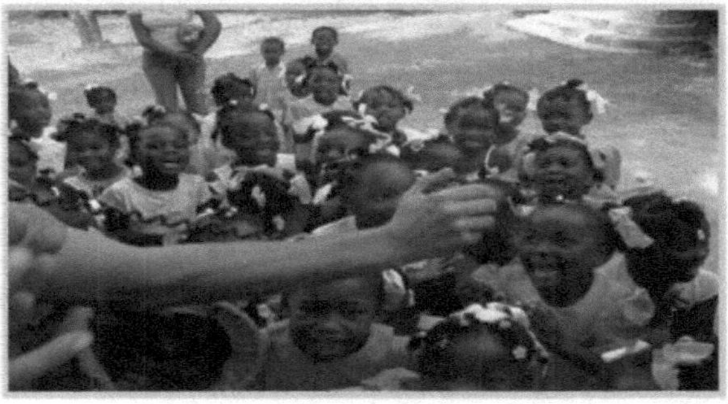

GRUPO	PRUEBAS LABORATORIO GENERAL	PRUEBAS LABORATORIO TROPICAL	OTRAS PRUEBAS
INMIGRANTE ADULTO (Persona natural de zona tropical	Bioquímica básica. Serologías: Lues, VHC, HIV[1],HBsAg, AntiHBc[2]. IgE. Hemograma VSG. Fe,Ferritina(mujeres) S. Rubéola (mujeres edad fértil). Básico de orina.	Coproparasitológico (todos). Hemoparasitológico (según zona). Uroparasitológico (según zona). Serología Chagas (según zona).	PruebaTuberculinica (PT) ≤ de 35 años (si <5 años en país acogida). RX Tórax (todos). RX Abdomen (según zona). Si riesgó de ETS.[3]
INMIGRANTE ≤ 16 AÑOS	Bioquímica básica Serologías: Lues, VHC, HIV[1], HBsAg, AntiHBc[2]. VHA (IgG + IgM).[2] IgE. Hemograma. VSG o Proteina C . Fe + Ferritina.Ca,P, Tiroides (<2años). Fosfatasas alcalinas. Básico de orina.	Coproparasitológico (todos). Hemoparasitológico (según zona). Uroparasitológico (según zona). Serologia Chagas (según zona).	Prueba Tuberculinica(PT) Si PT ≥ 5 mm. Derivación a Enfermedades del Tórax.
EMIGRANTE (Estancia >3 meses)	Bioquímica básica. IgE Hemograma. VSG. Serologías: Lues, VHC, VIH[1], HBsAg/ AntiHBc[2]. Básico de orina	Coproparasitológico (todos). Hemoparasitológico (según zona y permanencia > 5 años). Sero.Schistosoma y uroparasitológico (según zona).	PT ≤ 35 años RX Tórax (según PT) RX Abdomen (según zona y permanencia). Si riesgo de ETS[3]

Protocolo de la Unidad de Medicina Tropical y Salud Internacional

1.- Previo consentimiento
2.- Valorar vacunación previa
3.- Derivar a servicio de enfermedades de transmisión sexual

Capítulo 3. INMIGRACIÓN Y ENFERMEDADES INMUNOPREVENIBLES

La prevención de enfermedades infecciosas mediante la vacunación adquiere un protagonismo especial en este colectivo. Los calendarios sistemáticos de vacunación de la mayoría de los países en vías de desarrollo son lo que podríamos denominar un calendario de "mínimos", de tal manera que no solamente no tienen cobertura óptima, sino que son variables dentro de una misma zona geográfica e incluyen únicamente las vacunas del Programa Ampliado de Vacunación de la Organización Mundial de la Salud, por lo que adolecen de vacunas como Hepatitis B, *Haemophilus influenzae, Neisseria meningitidis* serogrupo A o C, Rubéola o Parotiditis.

Es importante tener en cuenta que los calendarios justificativos que traen los emigrantes desde sus países de origen puede que no sean muy fiables. Además no podemos olvidar que a pesar de todas las estrategias de captación utilizadas por la administración sanitaria, se trata de poblaciones móviles, con desconfianza en muchos casos motivada por su situación legal, laboral y por el desconocimiento de las ventajas asociadas a las vacunaciones que hace que sea muy difícil completar los calendarios vacunales en este colectivo.

3.1. ENFERMEDADES PREVENIBLES POR VACUNACION

DIFTERIA

La actitud a seguir con la población inmigrante a nuestro país, respecto a la difteria, sería la de garantizar las dosis de vacuna infantil correspondientes según el Calendario de vacunaciones vigente del Consejo Interterritorial del Sistema Nacional de Salud, teniendo presente que en los niños la administración repetida de dosis de difteria puede provocar reacciones locales.

En los adultos se debe proporcionar las dosis de recuerdo de tétanos-difteria según el número de dosis recibidas con anterioridad a su llegada.

Por otra parte, a la hora de valorar el riesgo de importación, debemos tener en cuenta que actualmente hay países con riesgo aumentado de exposición a cepas toxigénicas de *Corynebacterium diphteriae*, para cuyos inmigrantes deberemos ser más incisivos a la hora de aplicar las pautas de inmunización.

Continente	País
África	Argelia, Egipto y países subsaharianos
Asia/Oceanía	Afganistán, Bangladesh, Camboya, China, Indonesia, Irán, Iraq, Laos, Mongolia, Myanmar, Nepal, Pakistán, Filipinas, Siria, Tailandia, Turquía, Vietnam y Yemen
Europa	Albania y todos los países de la antigua Unión Soviética
América	Brasil, República Dominicana, Ecuador y Haití

TÉTANOS

La actitud frente a la enfermedad del tétanos en los adultos, y en el caso de no haber recibido ninguna dosis, sería iniciar una primovacunación con 2 dosis y un recuerdo a los 6-12 meses. En los niños que acreditaran fehacientemente alguna vacuna previa, se administrarían dosis hasta llegar a un total de cinco, cifra que se considera confiere protección durante toda la vida. No conviene suministrar más de las dosis precisas de toxoide tetánico por el aumento de reacciones adversas.

TOS FERINA

Con respecto a esta vacunación en este colectivo, deberemos garantizarles las cinco dosis que se contemplan en nuestro calendario vacunal, recibiendo las dos últimas dosis a los 15-18 meses y a los 4-6 años con preparados acelulares.

Por la mayor reactogenicidad de los preparados de células enteras, cuando existan dudas acerca de la recepción de dosis previas en sus países de origen, se puede plantear la administración de vacunas acelulares también en las primeras dosis de vacunación.

SARAMPIÓN

Es recomendable garantizar dos dosis de triple vírica (SRP) más allá de los 12 meses de vida, pues las dosis de vacuna frente al sarampión recibidas antes de dicha edad no se contabilizan por probable interferencia con los anticuerpos maternos cedidos por vía transplacentaria.

Se recomienda administrar una dosis de vacuna a los 12-15 meses de edad y una segunda a los 4-6 años. Debemos asegurar que todos los niños y adolescentes por encima de los 4-6 años han recibido dos dosis de SRP. De esta forma también quedarían protegidos frente a la rubéola y la parotiditis, enfermedades que, aunque de capacidad de transmisión inferior a la del sarampión, pueden padecerse en la edad adulta y presentar complicaciones graves (rubéola congénita). En los adultos es suficiente con una sola dosis.

PAROTIDITIS

La pauta a seguir es similar a la referida para el sarampión y la rubéola, incluyendo la vacunación de adultos en los que será suficiente con administrar una dosis única. Los niños recibirán un total de 2 dosis, ya que pueden aparecer casos en población que haya recibido solamente una dosis.

RUBÉOLA

Al igual que para la profilaxis frente al sarampión, deberemos garantizar dos dosis de vacuna frente a la rubéola recibidas con más de 12 meses de edad, mejor en la forma de vacuna triple vírica, para obtener protección adicional frente al sarampión y frente a la parotiditis.

También ofreceremos la vacuna a niños mayores, adolescentes, mujeres en edad fértil y varones que estén en contacto con ellas. En los adultos de ambos sexos, es suficiente con una dosis única. En la siguiente figura se observan los países que incluyen la vacuna frente a la rubéola en sus calendarios vacunales.

En la siguiente figura se observan los países en los que se administra la vacuna frente a rubeola.

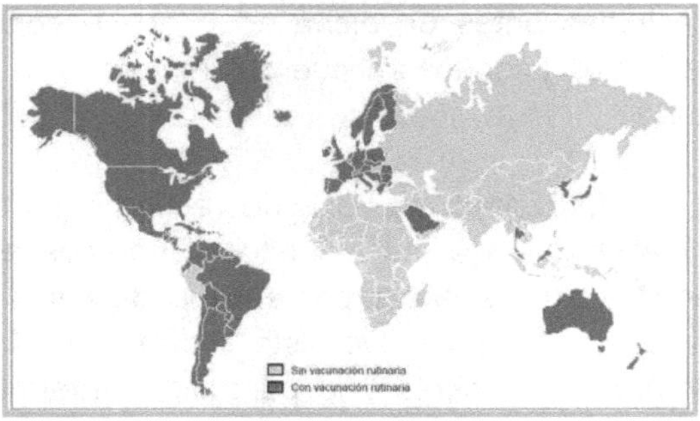

HEPATITIS B

La vacuna de la hepatitis B no se encuentra generalmente en los calendarios de vacunación rutinaria de la mayoría de los países, estimándose en un 20% la cobertura global en la infancia.

En la siguiente figura se observan los países en los que se administra la vacuna frente a hepatitis B.

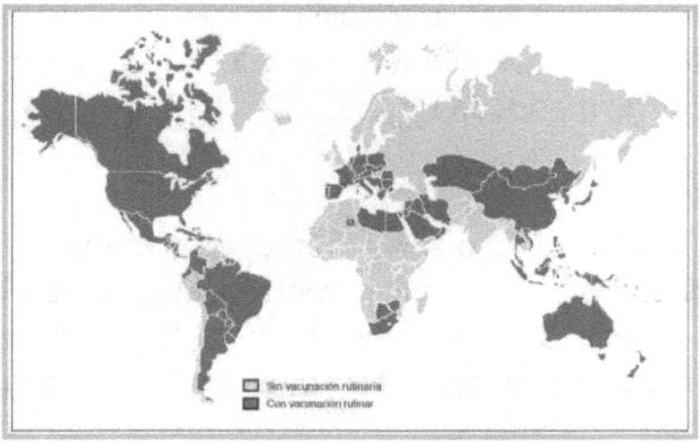

La actitud respecto de la población inmigrante consiste en administrar una pauta de vacunación completa de 3 dosis a todos los niños y adolescentes, previo estudio de marcadores de hepatitis B (anti-HBc, anti-HBs y AgsHB). Con este estudio de marcadores podremos conocer:

- Si está infectado, en cuyo caso se controlará su situación hepática, no se le administrará vacuna, y se adoptarán las medidas pertinentes con los contactos.
- Si ha estado en contacto y superado la infección, en cuyo caso no precisa recibir ninguna dosis de vacuna.
- Si ha recibido la vacuna con anterioridad a su llegada.

Respecto a adultos, si provienen de zonas endémicas, la actitud aconsejable sería la de estudio y adopción de las medidas pertinentes, en su caso, no solo de la hepatitis B, sino también de otras enfermedades prevalentes en esta población, infecciosas o no, máxime si se sospecha que se dediquen a la prostitución.

HEPATITIS A

Se trata de una enfermedad de transmisión feco-oral, muy frecuente en muchas regiones del planeta. Se recomienda la vacunación a los niños mayores de 2 años procedentes de áreas con elevadas tasas de Hepatitis A.

Se recomiendan dos dosis, la 1ª no debe administrarse antes de los dos años de edad, la 2ª como mínimo 6 meses después de la 1ª dosis.

HAEMOPHILUS INFLUENZAE TIPO B

Es necesario dedicar una especial atención a los niños provenientes de países del norte de África, África subsahariana, Europa del este y Asia, administrando las dosis de vacuna necesarias según la edad. Los adultos, a no ser que presenten alguna condición clínica que los haga especialmente susceptibles a padecer enfermedad por *Haemophilus influenzae* tipo b, no serán candidatos a recibir la vacuna.

En la siguiente figura se observan los países en los que se administra la vacuna frente a *Haemophilus influenzae* tipo b.

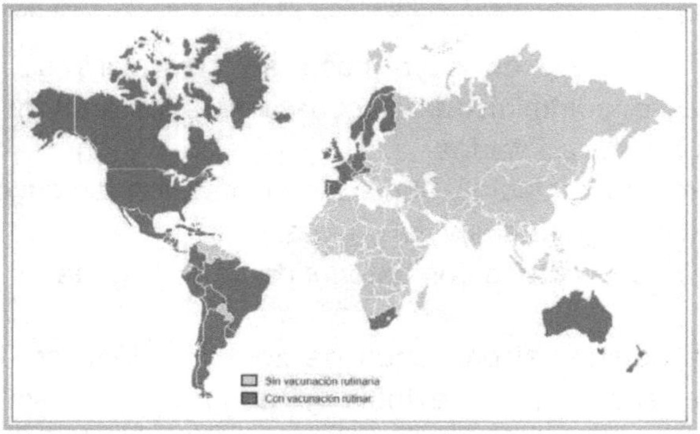

NEISSERIA MENINGITIDIS GRUPO C

Se deberá vacunar a todos los niños inmigrantes con el preparado conjugado, según las directrices que estén en vigor en el Calendario de vacunaciones del Consejo Interterritorial del Sistema Nacional de Salud. Hay que tener en cuenta que la mayoría de ellos conviven en situaciones de hacinamiento que favorecen la transmisión del germen, y que por otra parte, llegan a una zona en la que la circulación de cepas de *Neisseria meningitidis* puede ser distinta a la de su país de origen, lo que puede contribuir a que presenten una susceptibilidad aumentada a la adquisición de enfermedad invasora por cepas predominantes en el país de acogida.

POLIOMIELITIS

Se ha evolucionado considerablemente en la erradicación mundial de la poliomielitis. En el año 2011, solo seguían sin interrumpir la transmisión del poliovirus salvaje 4 países: ***Afganistán, India, Nigeria y Pakistán***.

La vacunación de niños de cualquier procedencia se ajustará hasta recibir las 4 dosis de vacuna oral que habitualmente se administran en España.

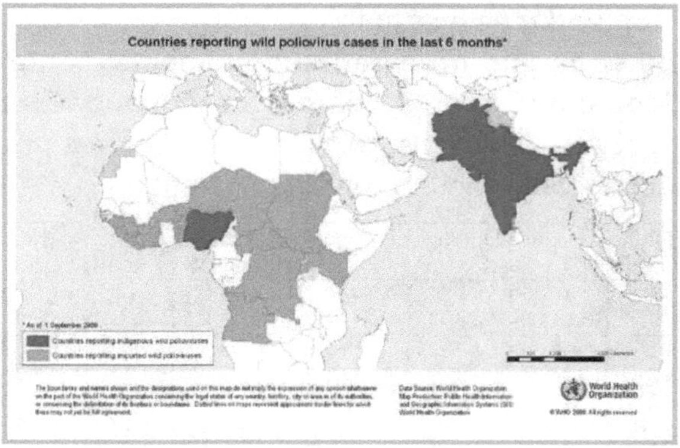

Los mayores de 18 años y los que conv ven con ellos, que provengan de países en los que recientemente ha circulado el poliovirus salvaje recibirán 3 dosis de vacuna inactivada parenteral de poliomielitis (VPI) en régimen de 0, 1-2 y 6-12 meses tras la segunda dosis.

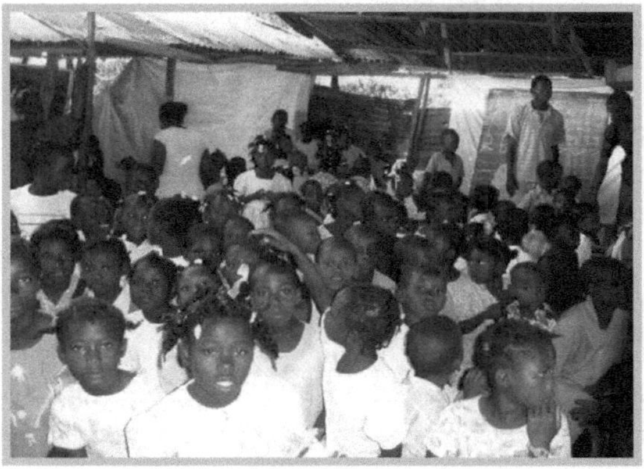

3.2 CALENDARIO VACUNAL ADAPTADO

En general se utilizan los mismos criterios que le autóctono, excepto aquellas particularidades según el país de origen, y teniendo en cuenta los retornos eventuales a su país, que precisaran la introducción de vacunas del viajero.

Pautas recomendadas a seguir:

1.- Toda persona que no acredite documentalmente su estado vacunal debe considerarse como no vacunado. En la siguiente tabla se recogen las dosis mínimas que se recomienda, para considerar correcta la vacunación según la edad.

Edad	Triple vírica	Tétanos	Difteria	Tosferina	Haemoph Influen. b	Polio	Hepatit B	Mening. C
<24 m	**1**[1]	**4** (0,2,4,12)	**4** (0,2,4,12)	**4** (0,2,4,12)	**1-3**[2] (0,2,4,)	**4** (0,2,4,12)	**3** (0,2,4)	**1-3**[3] (0,2,4)
24m-6a	**2** (0,1)	**4-5** 0,1,12,24	**4-5** 0,1,12,24	**4-5** (0,1,12,24)	**1-3**[2] (0,2,4,)	**5** 0,1,2,12,24	**3** (0,1,6)	**1**
7a-18a	**2** (0,1)	**3** (0,1,6)	**3** (0,1,6)			**3** (0,1,6)	**3** (0,1,6)	**1**
> 18a	**2** (0,1)	**3** (0,1,6)	**3** (0,1,6)			**3** (0,1,6)		**1 (<19a)**

[1] En caso de estar vacunado frente al sarampión por encima de los 12 meses de vida, administrar TPV (una dosis) a los 6 años

[2]Según edad de comienzo de la vacunación: < 12 meses: 3 dosis,12-14 meses: 2 dosis, > 15 meses: 1 dosis

[3]Según edad de comienzo de la vacunación: <6 meses:3 dosis, 6-11 meses: 2 dosis, 12 meses-5 años: 1 dosis (dos dosis si Conjugada)

2.- Actitud a seguir ante un inmigrante con **calendario de vacunación previo inexistente o incompleto**, teniendo en cuenta que son pautas orientadoras, y que siempre será el profesional sanitario el que valore cada caso particular.

Edad 14-18 años	18-44 años	45-65 años	>65 años
TdPa: 0, 1, 6 mes	TdPa: 0, 1, 6 mes	TdPa: 0, 1, 6 mes	TdPa: 0, 1, 6 meses
TPV: 0, 1 mes	TPV: 0,1 mes		
Hepat B[2]: 0, 1, 6 m	Hepat B[2]: 0, 1, 6 m		
Mening C: 0 mes	Menig C (<19 a) 1 d		
Polio In : 0, 1, 6 m	[1]PolioIn : 0, 1, 6 m		
Hepat A: 0, 6 m			
	[3]Varicela: 0,1 mes		Gripe: anual

[1]Para inmigrantes de países de riesgo Circulación "virus salvaje" (Indicación anual de la OMS)

[2]Previa realización de marcadores

La vacuna Antineumocócica está indicada en nuestra Comunidad en personas de riesgo:(>2 años con procesos crónicos cardiovasculares o respiratorios, asplenia, VIH, implante coclear, ancianos en instituciones cerradas)

[3]En inmigrantes provenientes de regiones tropicales y subtropicales (susceptib. 50%)

3.- En caso de niños y según su edad, la actitud recomendada es la siguiente:

Edad < 24 meses	24 meses-6 años	7-14 años
DTPa : 0,2,4 ,12 mes	DTPa:0,1,12,24 mes	Td: 0,1,6 mes
Hepat B(1): 0,2,4 mes	Hepat B(1): 0,1,6 mes	Hepat B(1): 0,1,6 mes
Hib(2): 0,2,4 mes	Hib: 0 mes	
Mening C (3): 0,2,4	Mening C: 0 mes	Mening C: 0 mes
Polio: 0,2,4,12 mes	Polio : 0,1,2,12(5),24(6) mes	Polio In : 0,1,6
TPV(4): 0 mes	TPV: 0,1(7) mes	TPV: 0,1 mes

(1) Previa realización de marcadores. No administrar la 3ª dosis antes de los 6 meses de edad

(2) Según edad inicio vacunación:< 12 meses 3 dosis, 12-15 meses 2 dosis, >15 meses 1 dosis

(3) Según edad inicio vacunación: 0-5 meses 3 dosis, 6-11 meses 2 dosis, 12-24 meses 1 dosis

(4) A partir de los 15 meses.(Las dosis antes de los 12 meses, no contabilizan)

(5) A los 8-12 meses de la segunda dosis

(6) A los 12 meses de la cuarta dosis o coincidiendo con la de primero de Educación Primaria

(7) La segunda dosis se puede administrar en el período entre las 4 semanas posteriores y los 6 años de edad

4.- **Las vacunas recomendables para aquellos inmigrantes que regresan a su país (además el calendario oficial)**

Vacuna	Africa Subsahariana	Sudeste Asiático	América Central/Sur	Magreb	Europa Este
Meningococo A,C,Y,W135	Obligatoria +			Obligatoria Arabia	
Hepatitis A	+	+	+	+	+
Fiebre Amarilla	Obligatoria +		Obligatoria Sudamérica tropical		
Encefalitis japonesa		+			
Enfermedad picadura garrapatas					Zonas rurales/forestales: Austria,Croacia,Eslovaquia ,Eslovenia,Hungría,Polonia Rep.Checa, y Suiza
Rabia (preexposición)		India Pakistán			
Fiebre Tifoidea	+	+	+	+	+

Capítulo 4: APROXIMACIÓN SINDRÓMICA A LAS PATOLOGÍAS MÁS FRECUENTES EN INMIGRANTES

Puesto que la patología más frecuente en nuestro medio es también la más común en inmigrantes, en el proceso diagnóstico debemos seguir la misma sistemática que con el resto de nuestros pacientes. Eso sí, tendremos que tener presentes las enfermedades que pueden ser adquiridas en países tropicales y que no existen o son poco frecuentes en nuestro medio. Conocerlas y pensar en ellas es la única manera de poder diagnosticarlas.

En este último sentido en las unidades de **Medicina Tropical** se suele hablar, generalmente, de los cinco grandes síndromes clínicos:

- **Síndrome febril**, definido como una temperatura corporal ≥37,7ºC.
- **Síndrome diarreico**, que engloba tanto la diarrea aguda (≥3deposiciones en 24 horas como diarrea prolongada (diarrea >2 semanas de duración).
- **Síndrome eosinofílico** definido como una cifra absoluta de eosinófilos en sangre periférica ≥ 500/µl.
- **Síndrome cutáneo** consistente en la presentación de algún tipo de lesión cutánea, como exantema, úlceras o prurito.
- **Síndrome respiratorio** que consiste en la presencia de disnea, dolor pleurítico, hemoptisis o tos.

De ellos, **la fiebre, los problemas dermatológicos y los digestivos** constituyen los motivos principales de consulta al regreso de zonas tropicales. Pero es sin duda el síndrome febril el más importante, por cuanto puede hacer peligrar en pocas horas la vida de una persona.

Si analizamos diversos trabajos sobre los motivos de consulta en inmigrantes, observamos como la realización de un examen de salud del sujeto asintomático (52,6%), seguido de alteraciones en las pruebas de laboratorio, fundamentalmente eosinofilia (18,2%)

son los motivos más frecuentes de consulta. Las manifestaciones gastrointestinales se presentaron en el 6,3%, el síndrome febril en el 6,1% y las manifestaciones cutáneas en un 4%. El resto de motivos de consulta estaban presentes en un porcentaje menor al 3%. Por último, hay que resaltar que del grupo de inmigrantes que acuden a la consulta asintomáticos para realizarse un examen de salud, el 77,7% de ellos presentaron algún diagnóstico distinto de sano, fundamentalmente enfermedad de Chagas (29,8%), eosinofilia (19,9%) e infección tuberculosa latente (14%). Destacar que un 1,1% de inmigrantes asintomáticos fueron diagnosticados de malaria por *P. falciparum*.

Basándonos en algunos de los motivos de consulta más usuales comentaremos aspectos básicos de la aproximación a las patologías más prevalentes, también incluiremos unos esquemas básicos cuya finalidad es aproximar diferentes enfermedades según su localización y las pruebas diagnosticas básicas para su diagnóstico.

1.- MANIFESTACIONES CUTÁNEAS.

Las manifestaciones dermatológicas son muy frecuentes, y constituyen una de las causas principales de consulta en una consulta de medicina tropical y en hasta el 10% de los casos pueden requerir ingreso hospitalario.

El prurito es un motivo frecuente de consulta en inmigrantes sobre todo de África subsahariana, hasta en el 30% de los pacientes. Aunque la causa más habitual es consecuencia de la sequedad del ambiente hay que pensar en otras causas como sarna, filariasis por Onchocerca, Loa loa, *Mansonella perstans*, dracunculosis y micosis cutáneas. Recordar que es frecuente el prurito en personas de raza negra durante el tratamiento con cloroquina.

El interrogatorio nos permitirá conocer las características del picor. Investigaremos el tiempo transcurrido desde la llegada a nuestro país, el tiempo de evolución, la intensidad, la extensión, la existencia de factores etiológicos (higiene personal, contacto con animales, toma de fármacos, condiciones laborales…).

Prurito

Enfermedad	Localización geográfica	Pistas diagnósticas
Ectoparásitos (sarna, piojos, pulgas)	Universal	• Exploración correcta, clínica.
Oncocercosis	África subsahariana (sobre todo zona del golfo de Guinea) Centroamérica y norte de sudamérica	• Nódulos subcutáneos en rebordes óseos, zonas hipopigmentadas, filarias en piel (biopsia cutánea).
Filariasis	África subsahariana Centro-Sudamérica	• Búsqueda de microfilarias en sangre.
Larva currens	África subsahariana Centro-Sudamérica Asia Magreb	• En tronco y nalgas, avance en horas. • Búsqueda de larvas de *Strongiloides stercolaris* en heces.
Larva migrans cutánea	África subsahariana Centro-Sudamérica Asia Magreb	• Dura meses y avanza lentamente. • En pies en recién llegados.

Una buena inspección nos permitirá advertir la presencia de lesiones dérmicas primarias o secundarias (excoriaciones lineales, liquenificación de la piel, alteraciones de la pigmentación y xerodermia).

Las lesiones cutáneas elementales en zonas tropicales y su significado se pueden consultar en la siguiente Tabla.

Máculas	Pápulas	Nódulos	Úlceras	Pústulas
Hipopigmentadas	Sarna	Miasis	Úlcera tropical	Pioderma
Postinflamatorias	Tunguiosis	Queloides	Leishmaniasis	Acné
Vitiligo	Picaduras	Acné	Lepra	Varicela
Tiña versicolor	Oncocercosis	Micosis	Úlcera de Buruli	
Lepra	LMC	Oncocercosis	Sífilis	**Edema migratorio**
Oncocercosis	Sífilis	Tuberculosis	Pioderma	Loasis y filariasis
	Miasis	Pinta	Ectima	subcutáneas
Hiperpigmentadas	Lepra	Bartonelosis	Difteria	Gnatostomiasis
Postinflamatorias	SK	(verruga peruana)	Micosis	Paragonimiasis
Pelagra	Acné	Cistecercosis	Tuberculosis	Filariasis linfáticas
Oncocercosis	Tuberculosis	Paragonimiasis	LV	
			Chancroide	

Dermatitis

Enfermedad	Localización geográfica	Pistas diagnósticas
Prurito	Según patología	• Ver tabla de prurito.
Lesiones hipopigmentadas	Según patología	• Descartar lepra (explorar sensibilidad de lesiones), micosis cutáneas, oncocercosis (filarias en piel por biopsia cutánea).
Úlcera cutánea	Úlcera tropical: •África subsahariana •Asia •Centro y Sudamérica	• Úlcera tropical (hacer curas húmedas diarias y penicilina).
	Leishmaniasis: •Europa •África •Centro y Sudamérica	• Leishmaniasis cutánea y mucocutánea (dermatólogo.
	Úlcera de Buruli: •África subsahariana (Parcheada en resto del mundo)	• Úlcera de Buruli (micobacterias en borde de lesión).
	Dracunculiasis: •Asia, •África subsahariana	• Dracunculiasis (clínica).
	ETS: •Universal	• ETS (sífilis, chancroide, linfogranuloma venéreo, granuloma inguinal...).
	Otras treponematosis: •África •Asia •Centro y Sudamérica	• Otras treponematosis como pian, sífilis endémica no venérea... (clínica y serología sífilis).
Edema subcutáneo migratorio recurrente	*Loa loa:* •África subsahariana *Paragonimus westermani:* •Este y sudeste asiático (China) •África subsahariana •Centro y Sudamérica (frecuente en Ecuador)	• *Loa loa:* solicitar microfilarias en sangre, en ocasiones puede verse el paso de la filaria a nivel subconjuntival. • *Paragonimiasis;* clínica pulmonar similar a tuberculosis sin síndrome constitucional, eosinofilia, búsqueda de huevos en esputos o heces.

Las pruebas complementarias que nos pueden ayudar en el diagnostico son:

1. Hemograma completo y bioquímica (si encontramos eosinofilia debemos pensar en oncocercosis, filariasis o estrongiloidiasis).
2. Parásitos en heces y test de Graham.
3. Gota fresca de sangre para buscar filarias.
4. *Snip* cutáneo. Obtención de una muestra dérmica para diagnóstico de oncocercosis. Se realiza una escarificación de las capas más superficiales de la piel que recubre a un nódulo cutáneo sospechoso de oncocercosis mediante una aguja hipodérmica (sin llegar a producir sangrado). Después se observa con el microscopio la muestra.

SÍNDROME FEBRIL

La fiebre es uno de los signos más importantes de las enfermedades tropicales. Aunque pueden presentarla enfermedades no relacionadas con el trópico, hay que tener en cuenta que la fiebre puede ser la única manifestación clínica de una infección adquirida en el trópico y poco conocida en países desarrollados. Lo importante es saber reconocer y poder descartar las graves (malaria, fiebre tifoidea, etc.) y las potencialmente transmisibles (TBC, fiebres víricas, etc.), así como las tratables, disponer de un laboratorio especializado y conocer las endemias de cada zona.

La evaluación de la fiebre vendrá determinada, sobre todo, por el tiempo transcurrido desde la exposición al agente infeccioso y a la aparición del síntoma. Habrá que valorar este dato, junto a la presencia de otros síntomas, y la información con respecto al lugar de origen y la ruta migratoria que ha llevado. Para llegar a un diagnóstico habrá que tener también en cuenta si la fiebre es aguda o crónica.

Las causas comunes e importantes de fiebre en inmigrantes las podemos ver en la siguiente Tablas.

Fiebre aguda tras viaje al trópico
• Paludismo. • Brucelosis. • Fiebre tifoidea. • Borreliosis. • Leptospirosis. • Rickettsiosis. • Absceso hepático amebiano. • Hepatitis. • Otras infecciones virales. • Infecciones cutáneas. • Infecciones sépticas ginecológicas.
Fiebre aguda sin viaje reciente
• Paludismo *(Plasmodium ovale* y *Plasmodium vivax)*. Estas formas se acantonan a nivel hepático y años después pueden producir enfermedad. • Absceso hepático amebiano.

Fiebre crónica	
• Brucelosis. • Absceso hepático amebiano. • Tuberculosis. • Sífilis secundaria . • Eritema nodoso de la lepra. • Toxoplasmosis.	• Leishmaniosis visceral. • Tripanosomiasis. • Filariosis. • Fasciolasis. • Esquistosomiasis toxémica

Enfermedad	Distribución	Incubación
Malaria	Múltiples áreas tropicales y subtropicales	6 días a años
Dengue	Múltiples áreas tropicales y subtropicales	3-14 días
Rickettsiosis	Mundial	1-3 semanas
Leptospirosis	Mundial, más en áreas tropicales	2-26 días
Fiebre entérica	Países en vías de desarrollo	3-60 días
Infección por VIH	Mundial	10-40 días
Tripanosomiasis africana	África occidental	3-21 días
	África oriental	Meses a años
Meningitis meningocócica	Mundial	3-15 días
Angiostrongiliasis	Asia	5-28 días
Histoplasmosis	América	7-28 días
Coccidiomicosis	América	7-28 días
Hepatitis A y E	Mundial	2-9 semanas
Absceso hepático amebiano	Mundial	Meses a años
Fiebre Q	Mundial	2-29 días
Tuberculosis	Mundial	1ª en semanas Reactivación: años
Hepatitis B	Mundial	45-180 días
Leishmaniasis visceral	África, Asia, Sudamérica, Cuenca Mediterránea	2-6 meses (10 días a años)
Filariasis linfática	Áreas tropicales	3-6 meses o años
Micosis crónicas	Mundial	1 semana a años
Esquistosomiasis	África, Asia y Sudamérica y Caribe	1 semana a meses

Actitud ante un síndrome febril, IDEAS CLAVES:

- Toda fiebre a la vuelta del trópico es paludismo mientras no se demuestre lo contrario. Esto es importante, porque alerta ante la enfermedad febril importada más frecuente y la que puede evolucionar de forma más rápida y fatal.

- Algunas infecciones son muy contagiosas y requieren un alto índice de sospecha y medidas adecuadas de aislamiento.

- La evolución natural de algunas enfermedades puede estar alterada por medicamentos que hayan tomado previamente los pacientes (profilaxis antipalúdica, antibióticos, antipiréticos...).

- Es importante interrogar sobre tratamientos recibidos y dosis. A pesar de diagnósticos correctos son frecuentes los tratamientos incompletos o a dosis insuficientes.

- Los inmigrantes de áreas tropicales con varios años de estancia en nuestro país, y que viajan nuevamente a sus países de origen, tienen el mismo riesgo que los viajeros que hacen turismo de contraer enfermedades.

- En la práctica después de la Historia clínica y de la Exploración física, ante un síndrome febril sin foco procedente de zona palúdica, es obligado hacer una gota gruesa un hemograma, un hemocultivo, una Rx tórax, orina y una bioquímica básica. Las otras pruebas complementarias dependerán de la historia clínica y de los factores de riesgo descritos. Más adelante podrán practicarse serologías especificas (Borrelia, Ricketsias, Dengue...).

- El tratamiento se adecuará al diagnóstico efectuado en cada caso. Si el paciente presenta un estado general comprometido y no hay un diagnóstico de certeza, además del tratamiento de sostén, está indicado hacer un tratamiento orientado a cubrir la/s patologías más probables (antipalúdicos si se sospecha paludismo cerebral; doxiciclina o una cefalosporina de 3ª generación si se sospecha una enfermedad bacteriana susceptible….).

- Por último destacar que ante un inmigrante con síndrome febril sin foco y sin diagnóstico, es aconsejable remitirlo a un servicio especializado, donde pueda ser evaluado por especialistas en el tema que adoptarán las medidas adecuadas para cada caso.

Síndrome febril

Enfermedad	Localización geográfica	Pistas diagnósticas
Malaria	África subsahariana Centro y Sudamérica Asia	• Urgente descartarlo en embarazadas, niños recién llegados y adultos que vuelven de vacaciones de sus países ya que tras 2-3 años se pierde la inmunidad. • *P. falciparum* (el más grave) es especialmente frecuente en inmigrantes del África subsahariana, sudeste asiático y Haití. • En el resto de casos pensar en ella en casos atípicos o prolongados. • Puede cursar con síntomas respiratorios o digestivos. Esplenomegalia. • Gota gruesa y frotis.
Tuberculosis	Universal	• Son frecuentes las extrapulmonares, clínica, VSG, PPD.
Absceso hepático amebiano *(Entamoeba histolytica)*	África subsahariana Centro y Sudamérica Asia Magreb	• Dolor hipocondrio derecho irradiado a hombro, fiebre. • NO suele haber diarrea. • Leucocitosis, hepatomegalia dolorosa, ↑VSG y transaminasas, ecografía, serología.
Leishmaniasis (Kala-azar)	Parcheada en todos los continentes (también en España)	• Fiebre, adenopatías. • Pancitopenia serología, punción esplénica o de médula ósea.
Brucelosis, fiebre tifoidea, hepatitis aguda, rickettsiosis, leptospirosis, borreliosis	Universales	• Pensarlo en recién llegados según periodos de incubación. • Clínica • Serologías, hemocultivos.

3.- PATOLOGÍA RESPIRATORIA Y CARDIOVASCULAR

3. A. PATOLOGÍA RESPIRATORIA

En el trópico, las enfermedades respiratorias son la causa principal de morbilidad y mortalidad, principalmente en niños, y representan el 20-50% de las consultas médicas y el 20-30% de los ingresos hospitalarios. Los problemas respiratorios aparecen en el 10-15%

de los pacientes que acuden a las consultas de medicina tropical en algunas series publicadas, y los principales síntomas observados son la tos y la fiebre.

Con respecto a los inmigrantes la tuberculosis es la infección pulmonar más importante, aunque también hay que tener en cuenta cuadros comunes en nuestro medio como las neumonías neumocócicas o por *Haemophilus influenzae*, aunque las neumonías más frecuentes son las atípicas.

Otros patógenos a considerar, según el lugar de origen, son las micosis endémicas como histoplasmosis, coccidioidomicosis, o blastomicosis, que pueden recordar a la tuberculosis, así como parasitosis como la paragonimiasis o la estrongiloidosis. Esta última merece una especial consideración en los pacientes inmunodeprimidos, ya que puede provocar un síndrome de hiperinfestación con una alta tasa de mortalidad. Otras parasitosis que pueden dar manifestaciones respiratorias son la triquinosis, toxocariasis, ascaridiasis y uncinariasis.

Es característico poder encontrar son:

- Broncoespasmo: cuando se acompaña de eosinofilia, pensar en ascariosis (síndrome de Löeffler), uncinariosis, eosinofilia pulmonar tropical.
- Hemoptisis: tuberculosis, paragonimosis, amebiasis, hidatidosis.

Síndrome asmático

Enfermedad	Localización geográfica	Pistas diagnósticas
Síndrome de Löeffler (Ascariasis, uncinariasis, estrongiloidiasis, toxocariasis)	África subsahariana Centro y Sudamérica Ásia Magreb	• Clínica asmática de 1-3 semanas. • Eosinofilia, parásitos en heces (-), parásitos en esputos (+), Rx tórax con infiltrados intersticiales cambiantes, serología toxocara.
Eosinofilia pulmonar tropical	África subsahariana Centro y Sudamérica Sur y Sudeste asiático	• Clínica asmática prolongada de predominio nocturno. • Gran eosinofilia, serología *Wucheria bancrofti (+).*
Patología laboral	Universal	• Clínica y contexto epidemiológico.

Tos

Enfermedad	Localización geográfica	Pistas diagnósticas
Tuberculosis	Universal	• Tos de más de dos semanas de duración, fiebre, pérdida de peso. • ↑VSG, Rx tórax, baciloscopia, Lowenstein.
Malaria	África subsahariana Centro y Sudamérica Asia	• Acompañado de un cuadro febril. Especialmente en niños. • Gota gruesa y frotis.
Helmintos con fase tisular	África subsahariana Centro y Sudamérica Asia Magreb	• Eosinofilia, Rx tórax con infiltrados, parásitos en heces al mes.
Melioidosis	Sudeste asiático: «bomba de tiempo vietnamita»	• Clínica similar a tuberculosis pulmonar cavitada habiendo descartado ésta. • Gran latencia (hasta 25 años). • Si inmunodepresión puede dar abcesos. • Cultivos específicos y serología.
Paragonimiasis *Paragonimus westermani*	Este y sudeste asiático (China) África subsahariana Centro y Sudamérica (frecuente en Ecuador)	• Paragonimiasis: clínica pulmonar similar a tuberculosis sin síndrome constitucional. • Eosinofilia, búsqueda de huevos en esputos o heces.

3. B.- PATOLOGIA CARDIOVASCULAR

La causa más importante de patología cardiovascular es la hipertensión arterial, especialmente en la raza negra, y destacar la alta frecuencia de valvulopatía reumática. Como patologías autóctonas se deben reseñar la enfermedad de Chagas en su fase crónica y, menos frecuentemente, la tripanosomiasis africana en su fase aguda. También hay que recordar la afectación aórtica por la sífilis.

4.- ADENOPATÍAS, ESPLENOMEGALIA Y/O HEPATOMEGALIA

Hallazgo frecuente en los trópicos. Algunas de las causas más frecuentes en inmigrantes procedentes de zonas tropicales pueden ser:

Adenopatías	Hepatomegalia	Esplenomegalia
Oncocercosis Filariasis linfática Leishmaniasis visceral Lepra Tripanosomiasis africana Enfermedad de Chagas Bartonelosis Micosis regionales Tuberculosis Enfermedad de Whipple Infección por VIH Linfomas	Malaria Leishmaniasis visceral Esquistosomiasis Tripanosomiasis africana Hepatitis víricas Tuberculosis Enfermedad de Chagas Fiebre Q Leptospirosis Larva *migrans* visceral Absceso amebiano Hidatidosis Absceso bacteriano Hepatocarcinoma	Hepatitis víricas Citomegalovirus/virus Epstein-Barr Fiebre tifoidea Brucelosis Tuberculosis Malaria y EMH Esquistosomiasis Tripanosomiasis africana Leishmaniasis visceral Hepatopatías crónicas Hemoglobinopatías Linfomas Amiloidosis

Esplenomegalia

Enfermedad	Localización geográfica	Pistas diagnósticas
Malaria	África subsahariana Centro-Sudamérica Asia	• Fiebre o febrícula. • Gota gruesa y frotis, monocitosis, trombopenia, esplenomegalia.
Esplenomegalia tropical	Allí donde haya malaria	• Gota gruesa negativa, pancitopenia, ↑↑↑ IgM, ↑↑↑Ac antipalúdicos.
Esquistosomiasis intestinal *(Esquistoma mansoni, E. Japonicum y E. mekongi)*	África subsahariana Egipto Este y sudeste asiático Sudamérica	• Clínica, parásitos en heces, • Ecografía abdominal, serología.
Leishmaniasis (kala-azar)	Parcheada en todos los continentes (también en España)	• Fiebre, adenopatías. • Pancitopenia, serología, punción esplénica o de médula ósea.
Cirrosis hepática	Universal	• Clínica. • Ecografía, biopsia hepática.
Fiebre tifoidea	Universal	• Clínica. • Serología, hemocultivos.

5.- PATOLOGÍA ABDOMINAL

En los inmigrantes es frecuente la consulta por **estreñimiento** por el cambio en los hábitos alimenticios y por disminución de ingesta de fibra en la dieta.

5.1.- DOLOR ABDOMINAL

Hay que seguir la misma sistemática de estudio que con el resto de los pacientes. No debemos olvidar algunas posibilidades:

- Un absceso vertebral tuberculoso (Mal de Pott) o una espondilitis brucelar. Si el dolor abdominal es difuso y existen otros síntomas sugestivos como febrícula, pérdida de peso, astenia, etc.
- Una anemia de células falciformes en un homocigoto si simula un abdomen agudo en menores anémicos.
- Un absceso hepático amebiano si aparece dolor en hipocondrio derecho o irradiado al hombro.
- Un infarto esplénico en la enfermedad por células falciformes o una malaria *falciparum* aguda si el dolor es en el hipocondrio izquierdo.
- No hay que olvidar otros cuadros abdominales secundarios a infestaciones por helmintos como *Ascaris, Trichuris*, uncinaria y *Taenia saginata*, o perforaciones secundarias a fiebre tifoidea o amebiasis, rotura de quistes hidatídicos, linfoma de Burkitt y afectación esofágica o colónica por la enfermedad de Chagas.

5.2.- EPIGASTRALGIA

La epigastralgia es un motivo de consulta muy frecuente en personas inmigrantes de África occidental. Si existiera la imposibilidad de efectuar un interrogatorio adecuado para definir las características de este síntoma y poder orientar el diagnóstico, la actitud más práctica podría ser:

- Administrar tratamiento con antiácidos y solicitar un hemograma y un estudio de parásitos en heces.
- La presencia de eosinofilia habla a favor de parasitosis. El examen de las heces nos daría el diagnóstico de certeza.
- Si hay eosinofilia importante (> 20%) en sangre periférica y el resultado del frotis es negativo, o bien si hay mala evolución de los síntomas a pesar del tratamiento con antiácidos, habrá que derivar al paciente al hospital de referencia para practicar

una fibrogastroscopia y descartar la presencia de estrongiloides en duodeno.

5.3.- HEMATEMESIS Y MELENAS

Son frecuentes debidas a varices esofágicas en la esquistosomiasis intestinal crónica y en las cirrosis secundarias a hepatitis B o C. También se observa sangrado en las fases terminales de la fiebre amarilla y de las fiebres hemorrágicas víricas.

5.4.- SINDROME DIARREICO

Las diarreas son frecuentes en el inmigrante. Los patógenos más frecuentes son similares a los que ocurren en nuestro medio, sobre todo en las diarreas **agudas**, con preponderancia de virus, *Escherichia coli* enterotoxigénico, *Salmonella*, *Campylobacter* y *Shigella*. Se debe prestar atención a otros agentes como amebas, *Giardia*, *Cryptosporidium*, *Cyclospora* y *Balantidium coli*, plasmodios y esquistosomas.

Síndrome de diarrea aguda

Enfermedad	Localización geográfica	Pistas diagnósticas
Acuosa	Universal	• Viral o bacteriana no invasiva. • Clínica.
Acuosa masiva «en agua de arroz» sin fiebre	Asia África subsahariana Centro-Sudamérica	• Pensar en cólera en recién llegados (declaración obligatoria urgente ante sospecha diagnóstica). Son rarísimos los casos importados.
Disenteriforme con fiebre	Universal	• Coprocultivos (*Shigella, Salmonella, Campylobacter*...).
Disenteriforme sin fiebre	África subsahariana Centro-Sudamérica Asia Magreb	• Parásitos en heces recién recogidas (búsqueda de trofozoitos de *Entamoeba histolytica*).

En las diarreas **crónicas** es muy importante pensar en micobacterias, amebiasis, esquistosomiasis, giardiasis, trichiuriasis, criptosporidiosis, isosporidiasis, estrongiloidosis (con sangre y/o esteatorrea: poliparasitación y con fiebre y síndrome constitucional: tuberculosis intestinal y SIDA) y otras causas no infecciosas como el linfoma intestinal, el esprúe tropical y el déficit de lactasa.

Síndrome de diarrea crónica

Enfermedad	Localización geográfica	Pistas diagnósticas
Protozoos (giardiasis, amebiasis, balantidiasis...)	Universal	• Parásitos en heces.
Helmintos (estrongiloidiasis, trichuriasis)	África subsahariana Centro-Sudamérica Asia Magreb	• Parásitos en heces.
Déficit de lactasa	Universal salvo población de raza caucásica	• Muy frecuente que sea primaria pero también secundaria a diarrea aguda. • Tatar con abstinencia de lácteos.
Esprue tropical	Asia África en menor medida Resto del mundo (casos ocasionales)	• Diarrea esteatorreica, malabsorción. • Mejoría con tetraciclinas más fólico.

5.5.- PATOLOGIA HEPATOBILIAR

También es frecuente la patología hepática y la vía biliar, destacando las infecciones por virus hepatotropos, tanto los virus A y E, como el C y, sobre todo, el virus de la hepatitis B con prevalencias del antígeno HBsAg de hasta el 20% de la población en ciertas partes de África y Sudeste asiático, siendo la principal causa de hepatopatía crónica.

Otras causas de daño hepático son la esquistosomiasis, los abscesos hepáticos amebianos o piógenos y la hidatidosis. La patología de la vía biliar está en ocasiones relacionada con infección por *Ascaris* y Fasciola hepática.

6.- PATOLOGÍA VÍAS URINARIAS

Algunas enfermedades renales y del aparato genitourinario de distribución universal tienen una prevalencia muy elevada en los países tropicales.

En cuanto a las enfermedades renales, la forma más frecuente de presentación en el África subsahariana y Sudáfrica es el síndrome nefrótico. Se estima que el 2-3% de los ingresos hospitalarios en estas regiones se debe a enfermedad renal. La principal diferencia con respecto al mundo occidental es la mayor frecuencia de etiología infecciosa en zonas tropicales. Es conveniente llamar la atención acerca de las glomerulonefritis postestreptocócicas, cuya causa más frecuente a diferencia de las zonas desarrolladas son las infecciones cutáneas, principalmente la escabiosis sobreinfectadas y los impétigos.

Con respecto a la patología urinaria infecciosa el cuadro más importante es, sin duda, la esquistosomiasis vesical, sin despreciar la tuberculosis renal (mal de Pott), filariasis linfáticas, dracunculosis y estadios avanzados de la enfermedad de Chagas.

Hematuria

Enfermedad	Localización geográfica	Pistas diagnósticas
Tuberculosis	Universal	• Lowenstein de orina, piuria ácida con urocultivos (-), urografía intravenosa, ecografía.
Esquistosomiasis *(Esquistosoma haematobium)*	Magreb África subsahariana Oriente Medio	• Parásitos en orina.
Drepanocitosis (hematuria renal)	Población de raza negra	• Electroforesis hemoglobina.
Glomerulonefritis (causas variadas)	Universal	• Biopsia renal.

Tampoco debemos olvidar las **ETS** (uretritis, prostatitis, epididimitis, vaginitis...), ya que suponen un problema de salud de gran magnitud que será abordado en otros capítulos de este libro.

7.- HEMOGRAMA PATOLÓGICO

7.A.- EOSINOFILIA

Siempre que el total de eosinófilos supere el número de 500 habrá que proceder a hacer un cribaje de parasitosis.

La eosinofilia en las enfermedades parasitarias está producida casi exclusivamente por helmintos, mientras que la mayoría de las infecciones por protozoos no causan eosinofilia, a excepción de Isospora beli, Toxoplasma y Dientamoeba fragilis.

Eosinofilia

Enfermedad	Localización geográfica	Pistas diagnósticas
Parásitos intestinales	África subsahariana Centro-Sudamérica Asia Magreb	• Parásitos en heces.
Oncocercosis	África subsahariana (sobre todo zona del golfo de Guinea) Centroamérica y norte de Sudamérica	• Nódulos subcutáneos en rebordes óseos, zonas hipopigmentadas, filarias en piel (biopsia cutánea).
Filariasis	África subsahariana Centro-Sudamérica	• Búsqueda de microfilarias en sangre.
Esquistosomiasis intestinal *(S. mansoni o intecalatum)* **o urinaria** *(S. haematobium)*	África subsahariana Magreb Asia Sudamérica	• Parásitos en heces u orina, serología.

Nota: antes de inmunosuprimir o tratar con corticoides a un paciente de esta zona deberemos descartar estrongiloidiasis intestinal solicitando parásitos en heces con técnicas de concentración. Ante resultado negativo pero eosinofilia se tratará pese a todo empíricamente para evitar un cuadro de hiperinfección.

De los helmintos que producen eosinofilia destacamos:

- Filariosis: hemolinfáticas y oncocercosis.
- Esquistosomiasis aguda.
- Infecciones por parásitos no humanos (Toxocara, anquilostomas animales).
- Fase migratoria de nematodos intestinales: Ancylostoma duodenale, Necator americanus, Ascaris lumbricoides, Strongyloides.
- Triquinosis.

7.B.- SÍNDROME ANÉMICO

La causa más frecuente es la de carácter multifactorial (nutricional, malabsorción...). También debemos considerar según sus características:

- Microcítica.
- Ferropénica: anemia ferropénica por parasitación intestinal por ancylostoma (principal responsable de anemia en las zonas tropicales).
- Talasemia.
- Hemolítica: malaria, enfermedad de células falciformes, esplenomegalia con hiperesplenismo, déficit de G 6 PDH.

- Macrocítica: difilobotriosis.

Anemia

Enfermedad	Localización geográfica	Pistas diagnósticas
Malaria	África subsahariana Centro-Sudamérica Asia	• Fiebre o febrícula • Gota gruesa y frotis, monocitosis, trombopenia, esplenomegalia.
Ferropenia	Universal	• Microcitosis e hipocromía, ↓ sideremia, ↓ ferritina, ↓ saturación de transferrina. • Parásitos en heces.
Talasemia	Asia Zona del Mediterráneo África del Oeste	• Microcitosis e hipocromía sin ferropenia. • Electroforesis hemoglobina.
Drepanocitosis	África subsahariana (y sus descendientes) Oriente Medio Sur de Asia	• Clínica en crisis con dolores y anemia electroforesis hemoglobina.
Déficit de glucosa 6 fosfato deshidrogenasa	África Asia Sudamérica aunque en todo el mundo con menor frecuencia	• Crisis hemolíticas tras toma de fármacos oxidativos, habas o infecciones severas.
Hiperesplenismo (ver esplenomegalia)	Según patología	• Exploración.

7.C.- LEUCOPENIA

Considerar: Dengue, Leishmaniasis, Fiebre amarilla, Brucelosis, Fiebre tifoidea, VIH.

7.D.- TROMBOCITOPENIA

Puede acompañar a muchas infecciones, pero hay que descartar malaria (típicamente trombopenia con hiperesplenismo) o infección por VIH.

8.- OTRAS PATOLOGIAS

8.A.- MANIFESTACIONES OCULARES

Son muy frecuentes los defectos oculares que no han sido valorados ni tratados con lentes. Por otro lado, tienen gran importancia diversas patologías infecciosas como:

- Conjuntivitis y *pterigium.*
- Lepra: pérdida de cejas y pestañas, lagoftalmos paralítico con queratitis.

- Oncocercosis (ceguera de los ríos): opacidades corneales, queratitis esclerosante, atrofia óptica.
- Tracoma (*Chlamydia trachomatis)*: folículos pálidos en conjuntiva al evertir el párpado superior en fases iniciales y ceguera posteriormente.
- Loaiasis: movimiento del gusano a través de la conjuntiva.
- Leptospirosis: hemorragias subconjuntivales.
- Enfermedad de Chagas y tripanosomiasis africanas: edema palpebral y facial unilateral.
- Lesiones retinianas por citomegalovirus, toxoplasmosis y toxocarosis.

Capítulo aparte suponen las retinopatías hipertensiva y diabética, como consecuencia de la inexistencia de controles y tratamientos en países de renta baja, y la alta incidencia de cataratas.

8.B.- MANIFESTACIONES NEUROLÓGICAS

Desde el punto de vista del **periodo de incubación** podemos hablar de infecciones agudas del sistema nervioso central que ocurren tras la llegada a nuestro medio, con cortos periodos de incubación pero potencialmente mortales como la meningitis meningocócica, la malaria cerebral, la tripanosomiasis africana oriental y las encefalitis virales. Otras patologías que pueden manifestarse a más largo plazo serían la tripanosomiasis africana occidental, cisticercosis, esquistosomiasis, meningitis tuberculosa, meningitis eosinofílica por *Angyostrongilys* y por *Gnathosoma,* sífilis terciaria, paragonomiasis y las micosis endémicas, como histoplasmosis, coccidiodomicosis, blastomicosis y criptococosis.

Desde el **punto de vista de la sintomatología** de presentación podemos mencionar:

- Encefalopatía difusa: malaria cerebral, infección por VIH, meningitis tuberculosa, sífilis, tripanosomiasis africana.
- Convulsiones: malaria cerebral, esquistosomiasis, cisticercosis y toxoplasmosis.

- Afectación del sistema nervioso periférico:
  - Mielitis transversa: granulomas parasitarios ectópicos (esquistosomas, cisticercosis, bartonelosis).
  - Lepra: lesiones hipopigmentadas con disminución de la sensibilidad, nervios agrandados, duros y sensibles, parálisis, anestesia y lesiones neuropáticas. Más frecuente en inmigrantes del Este y Sudeste Asiático, África Subsahariana y Suramérica.
  - Por déficit nutricionales vitamínicos: síndrome de los «pies quemantes»
    en la pelagra o atrofia miembros inferiores en el déficit de tiamina.
  - Otros: paraparesia espástica tropical, tripanosomiasis americana, tuberculosis (Mal de Pott).

8.C.- ALTERACIONES PSICOLÓGICAS

Ya hemos comentado a lo largo de este libro la importancia de estas alteraciones por su frecuencia ay repercusión, destacamos las siguientes:

- Reacciones de ansiedad, manifestadas en su mayoría con síntomas físicos y relacionadas con problemas de adaptación.
- Síndromes depresivos con somatizaciones (debilidad, incapacidad sexual, sensaciones de calor o frío, parestesias).
- Las tasas de trastornos relacionados con el estrés extremo, como el trastorno por estrés postraumático (TEPT), son más altas en refugiados que fueron desplazadas por la fuerza.
- Alcohol y abuso de sustancias ilícitas.
- Síndrome de Ulises: trastorno por estrés crónico derivado de su proceso de adaptación. Los factores determinantes son:
  - Soledad (alejamiento familiar).
  - Sentimiento interno de fracaso (precariedad laboral).
  - Sentimiento de miedo (relaciones con las mafias).
  - Sentimiento de lucha por sobrevivir.

8.D.- SINDROME CONSTITUCIONAL

No podemos terminar sin hablar que algunos inmigrantes pueden llegar con este síndrome por ello indicamos a continuación las causas más habituales en ellos, así como el origen geográfico y las pistas para su diagnostico.

Síndrome constitucional

Enfermedad	Localización geográfica	Pistas diagnósticas
Tuberculosis	Universal	• Son frecuentes las extrapulmonares. • Clínica. • VSG, PPD.
SIDA	Universal	• Clínica. • Serología.
Leishmaniasis (kala-azar)	Parcheada en todos los continentes (también en España)	• Fiebre, adenopatías. • Pancitopenia, serología, punción esplénica o de médula ósea.
Esprue tropical	Asia África en menor medida Casos ocasionales en el resto del mundo	• Diarrea crónica esteatorreica, malabsorción (sobre todo Vit B12). • Mejoría con tetraciclinas más Ac. fólico.
LOE hepática (abceso hepático amebiano, hepatocarcinoma)	África subsahariana Asia Centro-Sudamérica Universal (en menor medida)	• Clínica. • Ecografía.

CAPÍTULO VI: INMIGRANTES VIAJEROS: VISITING FRIENDS AND RELATIVES (VFRS)

Acompañando a este fenómeno migratorio de años de evolución aparece un grupo de inmigrantes específico cuyas características ya empiezan a definirse en muchas publicaciones de la literatura científica, que son los inmigrantes que viajan a sus países de origen para visitar a familiares y amigos. Estos "inmigrantes viajeros" son conocidos como VFRs por las siglas en inglés que corresponden a Visiting Friends and Relatives. Este grupo representaría un porcentaje cada vez más importante dentro de la totalidad de los viajeros internacionales según demuestran varios estudios.

Los VFR suponen de un 25-40% del total de los viajeros anuales a nivel mundial. En el año 2002, un estudio europeo, reflejaba que de los 2 millones de visitantes a África procedentes del Reino Unido un 40% eran VFRs. En los últimos años han cambiado las circunstancias que favorecen la inmigración siendo más probable que estos inmigrantes más "recientes" regresen a su país como VFRs y se prevé que el número de VFRs siga aumentando. Sin embargo, no existen todavía suficientes datos y estadísticas oficiales de este subgrupo de viajeros que como ya se ha dicho, está empezando a definirse en los últimos años.

El término VFR podría aplicarse, en teoría, a cualquier persona que viaja para visitar a familiares o amigos en un país extranjero, pero, en general se considera VFR a un inmigrante que es de etnia y/ o raza distinta a la mayoría de la población del país de residencia y que viaja a su país de origen. Típicamente estas personas viajan de un país más desarrollado a un país de menos recursos. Los viajeros VFR son en su mayoría inmigrantes (nacidos en países extranjeros) y sus hijos, que con frecuencia han nacido en el país receptor y se ha constatado en varios estudios que existen diferencias significativas en cuanto al riesgo de adquisición de enfermedades prevenibles relacionadas con el viaje cuando se comparan con personas que viajan por otro motivo, como puede ser por turismo o negocios.

Estos viajes son generalmente de larga duración y a zonas rurales. Los estándares de alimentación, la higiene del agua y alimentos no alcanzan buenos niveles, suelen estar en contacto estrecho con la población local y, además, sufren una elevada exposición a picaduras de vectores y mordeduras de animales.

Entre aquellos que la utilizan, la toma de manera incorrecta es dos veces más frecuente en el grupo de VFRs que en los turistas convencionales.

En general, por la familiaridad con el entorno y las enfermedades endémicas, suele existir una falta de percepción de riesgo y no suelen tomar precauciones suficientes, no suelen administrarse vacunas previaje (solamente alrededor de un 16% de los *VFRs* busca consejo médico previaje) ni tomar profilaxis antipalúdica y en el caso de los que lo toman, lo hacen de manera incorrecta dos veces con mas frecuencia que en el caso de los turistas convencionales. Esto es especialmente importante en las mujeres en edad de gestación y en los niños. En general, la percepción de susceptibilidad de adquirir enfermedades y sus posibles consecuencias es baja y, aunque perciban el riesgo de adquirirlas, generalmente no son conscientes de sus consecuencias. Por tanto, estos viajeros tienen un mayor riesgo de adquirir enfermedades infantiles vacunables, parasitosis intestinales, hepatitis A y B, tuberculosis, infecciones de transmisión sexual, malaria y fiebre tifoidea.

Un grupo especial lo representan los peregrinos a La Meca, en los que se ha descrito brotes de diarrea, dengue, meningitis meningocócica A y recientemente por el serogrupo W135, como la epidemia en el año 2000 en Arabia Saudita en los contactos de los peregrinos que regresaban, o la epidemia en Burkina Faso en 2002.

Con frecuencia los hijos de VFRs que también viajan, han nacido en países ricos en recursos y por eso pueden tener aun mayor morbimortalidad asociada al viaje, al carecer de un grado de inmunidad que los padres pueden haber adquirido tras exposición durante su infancia en su país de origen No hay que olvidar que para algunas enfermedades como la malaria este grado de protección se pierde con el paso del tiempo al abandonar la zona endémica, así que los padres pueden no estar protegidos.

Con estos datos se identifican claramente las posibilidades de intervención para reducir el riesgo en este grupo de inmigrantes. Son especialmente importantes la mejora del acceso de los VFRs al asesoramiento médico previo al viaje, a las vacunas y profilaxis antipalúdica, así como la creación de estrategias culturalmente adaptadas para una mayor concienciación de los viajeros, apoyadas por material educativo escrito, de manera conveniente en la lengua materna. Por otra parte, se debe hacer llegar a los propios profesionales sanitarios la magnitud del riesgo añadido al que se enfrentan los VFRs.

En la Unidad de Medicina Tropical del Hospital Ramón y Cajal se atendieron durante el periodo de Enero de 1989 a Junio de 2008 un total de 287 casos de VFRs. De esta cohorte un 62,7% eran africanos, mayoritariamente de África Subsahariana (61,6%), y un 34,8% provenían de América Central, del Sur y Caribe, con una preponderancia de aquellos llegados de América del Sur (25,7). El 53% eran mujeres y la edad media 35,5 años (mediana 35,). El tiempo medio en acudir a consulta desde su regreso a España fue de 6,9 meses, y la duración media del viaje fue de 1,8 meses. El 9,2% no se había administrado ninguna vacuna previa al viaje y el 38% no tomó profilaxis antipalúdica alguna o lo hizo de manera incorrecta. El orden de frecuencia de los motivos de consulta por grupo sindrómico no difiere de los observados en otras series de viajeros. Dicha frecuencia se muestra en la siguiente Figura. Los dos síntomas más frecuentes fueron la fiebre (dentro del grupo sindrómico "general"): 54%, y la cefalea (dentro del grupo "neurológico"): 22%.

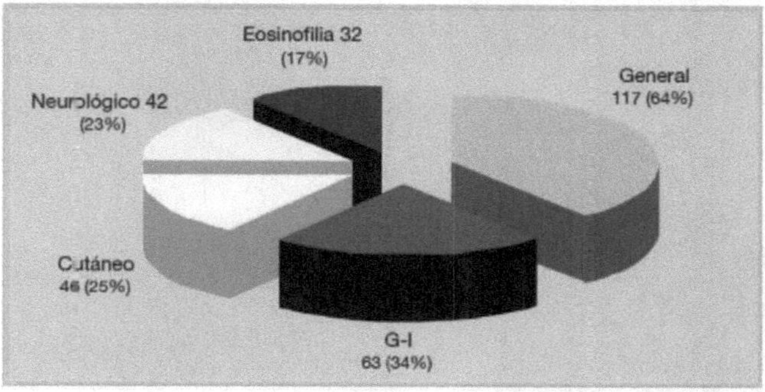

Los diagnósticos por orden de frecuencia se muestran a continuación. Destaca la frecuencia de episodios de malaria diagnosticados.

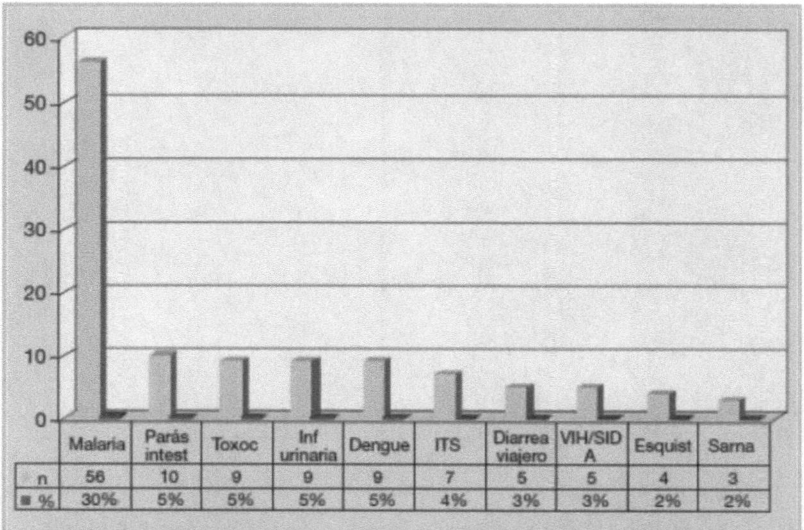

Parás intest: Parásitos intestinales. Toxoc: Toxocariasis. Inf urinaria: Infección urinaria. ITS: Infecciones de transmisión sexual. Esquist: Esquistosomiasis

TEMA II: PATOLOGÍAS Y PROCESOS FRECUENTES EN INMIGRANTES

Capítulo 1: APROXIMACIÓN A LAS PATOLOGÍAS Y PROCESOS PREVALENTES

La salud de la población inmigrante, fundamentalmente en los primeros años de estancia en el país de acogida, puede ser un reflejo del nivel de salud de sus países de origen.

Históricamente las migraciones y desplazamientos de las poblaciones humanas han supuesto la entrada y/o diseminación de enfermedades en otros países. Uno de los problemas que pueden aflorar cuando se habla de enfermedades infecciosas e inmigración es la de provocar actitudes y políticas de rechazo hacia este colectivo. Por ello, y centrándonos en la patología infecciosa que pueden padecer e importar los inmigrantes, creemos que es importante remarcar algunos puntos previos:

1. La patología infecciosa que nos llega de otros países forma parte de la llamada patología importada que no es exclusiva de los inmigrantes, sino que también nos llega desde otros colectivos, como los turistas, cooperantes u hombres de negocios. Precisamente los episodios agudos de algunas enfermedades tropicales importadas son más frecuentes en estos colectivos que en los inmigrantes.

2. Si tenemos en cuenta que la inmigración es un proceso selectivo, sólo aquellas personas más aptas van a estar dispuestas a iniciar un proyecto migratorio. Los largos circuitos migratorios y el mismo hecho de la inmigración provocan que sean las personas física y psicológicamente más fuertes los que se decidan a migrar. Europa está recibiendo, en general, una población joven y sana.

3. La salud de los inmigrantes recién llegados es un reflejo del estado de salud de sus países de origen. Sin embargo, algunas patologías infecciosas que acaban padeciendo los inmigrantes se deben, en parte, a las condiciones de vida y actividades de riesgo que sufren en el país de acogida. Ello ocurre con enfermedades cosmopolitas como son la tuberculosis o el sida.

4. La mayoría de enfermedades infecciosas importadas que padecen los inmigrantes tienen importancia individual para la persona que padece la afección, pero no tienen ningún impacto en términos de salud pública, ya que su transmisión es imposible o muy difícil es nuestro medio (p. ej., esquistosomiasis, filariasis).

Por todo lo anterior podemos decir que la mayoría de las enfermedades infecciosas importadas que padecen tienen importancia individual y no van a tener impacto, o muy escaso, en términos de salud pública, ya que su transmisión es imposible o muy difícil en nuestro medio.

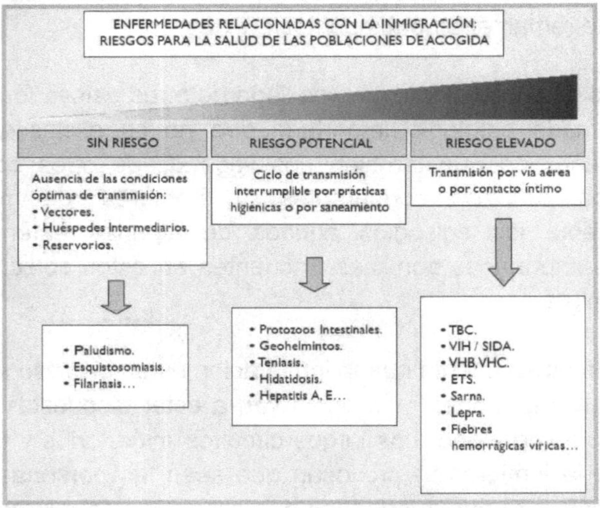

Poseer conocimientos de patología tropical y geografía médica es cada vez más necesario para poder pensar en ciertos diagnósticos, por ello los centros docentes de formación en ciencias de la Salud deberían ocuparse de incorporar estas disciplinas en el currículo académico y de formación continuada.

1.- ETAPAS EVOLUTIVAS EN LA SALUD DE LAS PERSONAS INMIGRADAS

El proceso migratorio puede considerarse como un riesgo acumulativo para la salud del individuo, que se desarrolla en varias etapas cronológicas y evolutivas, cada una de las cuales tiene sus propios determinantes y manifestaciones clínicas.

En la **primera etapa**, que abarcaría hasta los primeros 2-5 años de estancia en el país de acogida, cobran especial protagonismo las enfermedades relacionadas con la inmigración, tanto las tropicales o endémicas como las cosmopolitas. Esta etapa estaría condicionada fundamentalmente por la vida previa de la persona y la prevalencia de las distintas enfermedades en los respectivos países de procedencia. Excepciones a esta barrera temporal son las enfermedades o las infecciones crónicas, tanto tropicales como cosmopolitas, que se caracterizan, en primer lugar, por poseer períodos de latencia y/o infectividad prolongados y en segundo término, por tener capacidad de reactivación tardía, ejemplos de ellas pueden ser: TBC, SIDA, esquistosomiasis, hepatocarcinoma por VHB o la enfermedad de Chagas.

La **segunda etapa** evolutiva estaría representada por los problemas de salud inherentes y/o derivados del propio proceso migratorio y tiene unos límites temporales imprecisos, ya que puede iniciarse antes de la llegada al país de acogida y prolongarse durante muchos años, a veces incluso durante varias generaciones, dependiendo del grado de integración social en los países de destino. Esta etapa está condicionada, entre otras, por las condiciones de vida del inmigrante en los países receptores, por la precariedad laboral y por factores psicológicos adaptativos.

Finalmente, sus problemas de salud cada vez se aproximan más a los propios del país de acogida, y vienen determinados, por una parte, por la adopción de estilos de vida propios de éstas (sedentarismo, obesidad, tabaquismo, enfermedades cardiovasculares...) y, por otra, por el grado de acceso y utilización de los servicios sanitarios, tanto asistenciales como preventivos.

2.- ENFERMEDADES E INMIGRANTES

Desde un punto de vista didáctico, podemos clasificar las enfermedades de las personas inmigradas en:

- **Enfermedades adquiridas** en el país de acogida (las más frecuentes).
- **Enfermedades de base genética.**
- **Enfermedades reactivas o de adaptación.**
- **Enfermedades no diagnosticadas o no tratadas previamente**.
- **Enfermedades asociadas a hábitos culturales.**
- **Enfermedades infecciosas importadas.**

Las Enfermedades Infecciosas Prevalentes (Enfermedades Importadas) en los países de origen son aquellos procesos, transmisibles o no, que se adquieren en un determinado país o área geográfica, donde son prevalentes, y se manifiestan clínicamente y/o se diagnostican en otro país diferente donde no existen o son mucho menos prevalentes. A su vez, las enfermedades importadas las podemos dividir en:

1.- **Enfermedades Tropicales o Exóticas**, cuya distribución está limitada a determinadas áreas geográficas, tropicales o subtropicales en la mayoría de los casos y se caracterizan por requerir de la confluencia de unas circunstancias ecológicas específicas para su transmisión (vectores, huéspedes intermediarios y/o reservorios). Se trata, pues, de enfermedades relativamente exigentes para que su cadena de transmisión sea efectiva, de modo que ésta se ve mermada o imposibilitada cuando faltan uno o más eslabones. Entre ellas podemos mencionar el paludismo, la filariasis o la esquistosomiasis.

2.- **Enfermedades Globales o Cosmopolitas**, menos exigentes desde el punto de vista ecológico para su transmisión, con distribución amplia o mundial. En general, se trata de enfermedades o infecciones que se transmiten por vía aérea, por contacto personal estrecho, o por vía fecal-oral. Entre ellas tenemos la tuberculosis, las hepatitis víricas, las infecciones de transmisión sexual (incluyendo VIH/SIDA) y la mayoría de las parasitosis intestinales. La afectación por estos agentes puede manifestarse clínicamente (enfermedad) o ser asintomática (infección). Su transmisión se ve favorecida por aquellas circunstancias que hacen de la población inmigrante un grupo de elevada vulnerabilidad sanitaria, no sólo por las condiciones habitualmente precarias en las que viven (sociales, laborales, hacinamiento, marginación, soledad), sino también por la existencia de barreras para el acceso y utilización de los cuidados y servicios de salud.

Nota:

Infecciones comunes. Las formas más frecuentes de infección en el inmigrante son las mismas que las de la población autóctona, tanto en el ámbito ambulatorio como en el paciente ingresado hospitalariamente y están representadas fundamentalmente por las infecciones respiratorias.

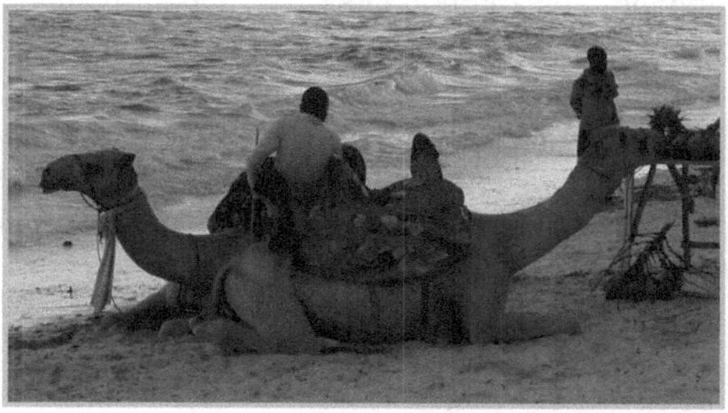

Capitulo 2. ENFERMEDADES DE BASE GENETICA, ENFERMEDADES REACTIVAS O DE ADAPTACIÓN Y OTRAS ENFERMEDADES

1.- ENFERMEDADES DE BASE GENÉTICA

Debido a las tradiciones culturales de determinados países (matrimonios entre familiares, etc.) son frecuentes las enfermedades de base genética, las malformaciones congénitas y otras enfermedades hereditarias. Destacamos:

- **Anemia hemolítica por déficit de glucosa-6-fosfato deshidrogenasa.**
  Distribución geográfica similar a la del paludismo, con alta prevalencia en la franja subsahariana de África.

- **Drepanocitosis.** La prevalencia más alta del rasgo falciforme se encuentra en los países del África subsahariana, donde hasta el 40% de la población es portadora y la anemia de células falciformes con una incidencia de 1/40 y que afecta al 2-3% de la población (se sospechan ante la presencia de una anemia normocítica e hipocrómica con aumento de urobilina y de bilirrubina en orina).

- **Síndromes talasémicos**. Frecuentes en la población del área mediterránea, con predominio de la beta talasemia. En los inmigrantes procedentes de Oriente medio, Sudeste asiático y China predomina la alfa talasemia.

- **Déficit congénito de lactasa**. Se encuentra en más del 80% de nativos australianos, afroamericanos, africanos tropicales y del este y sur de Asia.

Para saber más:
Las hemoglobinopatías de base genética son prevalentes en los países de origen de los inmigrantes, y se clasifican en estructurales o cualitativas (por hemoglobinas anormales, como la drepanocitosis) y cuantitativas (por disminución de la síntesis de una cadena Hb hemoglobina estructuralmente normal, como las talasemias).

La drepanocitosis o hemoglobinopatía S es muy prevalente en africanos subsaharianos, y puede expresarse en 4 formas diferentes (homocigota HbSS; heterocigota o rasgo falciforme HbAS y formas dobles heterocigotas HbS-beta-talasemia y HbS-HbC).

La forma homocigota o anemia de células falciformes origina hemolisis agudas con fenómenos vaso-oclusivos dolorosos por isquemia tisular (síndrome mano-pie, abdominales, torácicas, AVCs, priapismo...), crisis de secuestro esplénico (lactantes), crisis de aplasia medular (infección por parvovirus B19) y una mayor predisposición a infecciones bacterianas. Se diagnostica mediante frotis de sangre periférica y técnicas de detección de la Hb S (electroforesis, HPLC o cromatografía líquida). Su detección precoz permite aplicar medidas preventivas de las crisis y de las complicaciones. se estima que el número de recién nacidos afectados por esta entidad es de 200.000/año, que significa que de cada cien niños que nacen en el África Subsahariana, dos presentan una anemia por células falciformes.

Los síndromes talasémicos son las hemoglobinopatías más comunes, tanto en sus formas homocigotas como heterocigotas (rasgos talasémicos). La beta-talasemia es prevalente en mediterráneos, y la alfa-talasemia en Oriente Medio, Sudeste Asiático y China. Las formas homocigotas cursan con hemólisis aguda o crónica, esplenomegalia y sobrecarga férrica. Debe sospecharse ante toda anemia hipocroma-microcítica con elevado número de hematíes y sin ferropenia, confirmándose por electroforesis de Hb.

País	Hemoglobina S	Hemoglobina C
Senegal	3-15%	< 1-6%
Gambia	6-28%	< 1-2%
Guinea	13-33%	
Sierra Leona	22-30%	
Nigeria	10-30%	< 1-9%
Congo	7-32%	
Marruecos	< 1-2%	< 1-6%
República Dominicana	6-12%	1-3%
España	< 1%	0,12% (sur de España)

Prevalencia de hemoglobinopatías S y C en la población de países con flujo migratorio a España

Las enzimopatías genéticas más frecuentes son el déficit primario de lactasa (frecuente en asiáticos y subsaharianos, que origina una malabsorción intestinal) y el déficit de G6PDH (prevalente en las razas negra, árabe, asiática y en mediterráneos, y que causa hemólisis aguda desencadenada por fármacos, infecciones agudas o ingesta de habas); este problema debe tenerse en cuenta antes de instaurar un tratamiento con algunos fármacos (ojo a primaquina) que pueden desencadenar una crisis hemolítica.

Otro aspecto de interés es la elevada prevalencia de hipertensión arterial en la población subsahariana. Una hipótesis relaciona este fenómeno con características genéticas de esta población, específicamente con la mayor actividad enzimática de la CK (creatinquinasa), hecho constatado en algunas personas de raza negra. Esta hipótesis se indica en la siguiente figura.

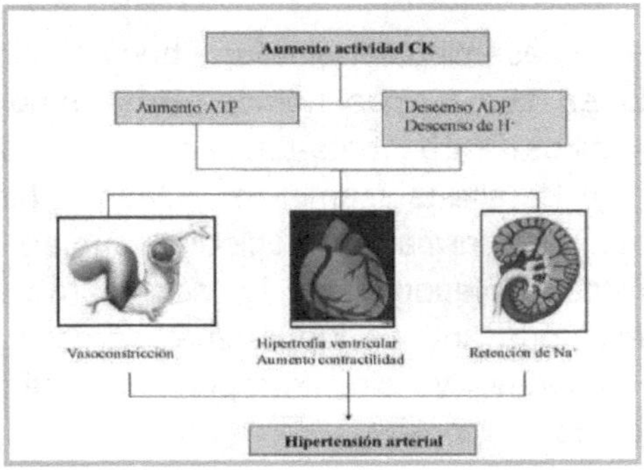

2.- ENFERMEDADES REACTIVAS O DE ADAPTACIÓN

PROBLEMAS PSICOSOCIALES

Los temas psicosociales se olvidan con frecuencia en el análisis global de la situación. Sin embargo son un componente importante del problema que presentan los inmigrantes.

La emigración constituye una situación vital estresante que puede asociarse a malestar psicológico por el propio hecho migratorio y por la adaptación al país anfitrión. Los cambios que el proceso de emigración comporta, las nuevas condiciones de vida, la edad y la personalidad del inmigrante, así como la mayor o menor receptividad del país anfitrión, condicionan el proceso de adaptación. La migración a menudo implica la separación de las esposas e hijos y los problemas maritales son frecuentes.

Las afecciones psiquiátricas más frecuentes en este colectivo son:

1.- Los **problemas psicosomáticos** son frecuentes y en el período inicial de establecimiento se complican además por las diferencias culturales en cómo la gente percibe la salud, el cuerpo y las causas de enfermedad. Referencias repetidas de mialgias, dolores precordiales, presión en el pecho o disnea, por ejemplo, a menudo reflejan la forma culturalmente conocida de referirse al estrés más que el problema en sí.

El personal sanitario no siempre se da cuenta de estos problemas y el error diagnóstico es un problema serio además puede generar pruebas diagnosticas innecesarias y tratamientos sintomáticos repetidos, y el consiguiente rechazo a este tipo de pacientes, por la demanda continuadas, sin resolución por nuestra parte.

2.- En España se ha detectado con **frecuencia hipocondría y paranoia** entre los inmigrantes. Un gran problema que ocurre en la raza negra es que se tiende a sobrediagnosticar trastornos psicóticos (esquizofrenia, paranoia) y a infradiagnosticar trastornos depresivos y ansiedad.

3.- **Ansiedad y Depresión**. La incidencia relativamente alta de depresión en inmigrantes se ha asociado a altas tasas de suicidio.

4.- **Trastorno por stress postraumático.**

5.- El **alcohol y el abuso de drogas** pueden ser un problema creciente en el contexto de la inmigración. El patrón de consumo de drogas es similar al de la población local; lo que marca la diferencia es la capacidad de utilizar adecuadamente los servicios sociales y sanitarios.

6.- Los problemas **psiquiátricos en niños** se pueden asociar a circunstancias familiares, personales y ambientales, incluyendo los conflictos culturales, la inseguridad en el trabajo, las quejas por haber dejado su hogar, las familias rotas y la inseguridad de las oportunidades y el futuro. Los adultos a menudo dejan a los niños atrás con sus abuelos, o cuando los llevan con ellos deben coger trabajos con horarios que dejan a los niños solos en horas no escolares. El facultativo debe realizar una anamnesis completa para conocer estos hechos.

7.- **Síndrome del Inmigrante con Estrés crónico y múltiple o Síndrome de Ulises**

Es un trastorno por estrés crónico derivado de su proceso de adaptación descrito por Achotegui (2002) que lo describe como un cuadro con una sintomatología depresiva con características atípicas en la que los síntomas de tipo depresivo se entremezclan con los de tipo ansioso, somatomorfo y disociativo.

Está relacionado con las tensiones que caracterizan a la migración y con el estrés migratorio que suele ser de tipo crónico. Se caracteriza por:

- Crónico, dura más de 3 meses, incluso años.

- Los factores determinantes son múltiples pérdidas: familia, amigos, posición social, cultura y contacto con el grupo étnico.
- El cuadro clínico abarca:
  - Soledad (alejamiento familiar).
  - Sentimiento interno de fracaso (precariedad laboral).
  - Sentimiento de miedo (relaciones con las mafias).
  - Sentimiento de lucha por sobrevivir.
  - Ansiedad, somatizaciones, cuadros disociativos.

El manejo es complejo y en ocasiones, requiere la intervención del servicio de salud mental. El tratamiento consiste en administrar antidepresivos, aplicar terapia psicodinamica y/o cognitiva, cambios en los hábitos de salud e intervención psicosocial.

3.- OTRAS ENFERMEDADES

3.1.- ENFERMEDADES NO DIAGNOSTICADAS O NO TRATADAS PREVIAMENTE

- **Enfermedades Carenciales**.
  Se observa entre la población inmigrante retraso en el crecimiento y desarrollo, malnutrición calórico-proteica y anemia ferropénica. Las causas son variadas e incluyen fallos en la lactancia materna (con uso de sustitutos inadecuados), precariedad económica y social y diferencias culturales en torno a la alimentación (dietas poco variadas con exceso de huevos y grasas o dietas vegetarianas). Se ha encontrado una elevada incidencia de infección crónica por citomegalovirus asociada a casos de malnutrición.

- **Neoplasias**
  En la población inmigrante, la incidencia de neoplasias es diferente de la presente en la población autóctona. Las causas responsables de esta diferente incidencia son múltiples. En algunos casos se postula la influencia de factores genéticos de varios tipos. Por ejemplo, las mutaciones de los genes

BCRA-1, BCRA-2 y p53 detectadas en mujeres caucásicas con neoplasias de mama son diferentes a las observadas en mujeres de raza negras. En otros casos, la existencia de polimorfismos genéticos condiciona una menor eliminación de productos carcinógenos, responsables de neoplasias pulmonares. Finalmente, en personas de raza negra se han detectado polimorfismos del gen SRD5A2 que condicionan una mayor transformación de testosterona en dehidrotestosterona, metabolito inductor de neoplasias de próstata.

Sin embargo, no todos los aspectos que condicionan estas variaciones de incidencia son genéticos. Así, también intervienen factores exógenos como la dieta, la exposición a tóxicos, la estimulación del sistema inmune o la infección por determinados microorganismos. Los hábitos dietéticos en algunos colectivos de inmigrantes como en asiáticos explican la elevada prevalencia de neoplasias del tubo digestivo alto en asiáticos. También en el mismo sentido, el elevado consumo de alcohol y tabaco en colectivos de menor poder adquisitivo, incrementa la incidencia de neoplasias de cabeza y cuello

Finalmente, algunas infecciones, cuyo paradigma es la infección crónica por el virus B de la hepatitis se relacionan de forma directa con la aparición más frecuente de hepatocarcinomas (y además en épocas precoces de la vida) en colectivos (como asiáticos o subsaharianos) en los que la tasa de infección es mayor.

Antes de finalizar este apartado, debemos señalar que no sólo es más elevada la incidencia de neoplasias en diferentes colectivos de inmigrantes, sino que la mortalidad que generan es mayor. Entre los factores implicados se encuentran, además de algunos aspectos mencionados previamente, el fallo en la detección precoz y, por lo tanto su manifestación como enfermedad más avanzada.

3.2.- ENFERMEDADES ASOCIADAS A HÁBITOS CULTURALES. Mutilación genital femenina (MGF).

La MGF comprende aquellas prácticas por las que se extirpan parcial o totalmente los genitales femeninos externos por motivos culturales o cualquier otra razón no médica. Se lleva a cabo sin medidas de asepsia y bajo escasas condiciones higiénicas. Lo más frecuente es que se realice entre los 4 y 10 años de edad. Es una práctica tradicional en los países del África subsahariana y en algunas zonas de Asia. Entre los motivos por los que se realiza cabe destacar las creencias ligadas a la tradición religiosa y social, honor familiar, aumento de la fertilidad, etc...

La mutilación genital femenina se practica legalmente en 25 países y en otros 40 de forma más o menos encubierta. Se estima que 134 millones de mujeres (6.000 casos nuevos al día) sufren una mutilación genital. En países como Somalia, Sierra Leona, Etiopía o Eritrea, más del 90% de las mujeres son mutiladas.

Entre las complicaciones de la MGF destacan:

- **Médicas inmediatas**: hemorragia, shock, infección, retención urinaria, daño del tejido adyacente (uretra, vagina, periné, recto).
- **Médicas a largo plazo**: sangrado crónico que puede provocar anemia, dificultad para la micción, infecciones urinarias de repetición, incontinencia urinaria, infecciones pélvicas de repetición, infertilidad, abscesos de vulva, cicatrices queloides, quistes dermoides, neurinoma, formación de cálculos, fístulas, disfunción sexual, problemas en la menstruación, problemas en el embarazo y parto, riesgo de transmisión de VIH.
- **Psicológicas y sociales**: ansiedad, depresión, irritabilidad crónica, psicosis, frigidez, conflictos matrimoniales.

La actitud recomendable ante la sospecha previa y en un contexto de respeto cultural mutuo, es la de información y consejo activos sobre los graves riesgos que asumen las niñas y las familias y, ante la constatación de mutilaciones, cumplimentación del parte de lesiones. La mediación intercultural puede facilitar un abordaje más idóneo de la situación.

3.3. - OTRAS PATOLOGIAS

- **Traumatismos y Accidentes Laborales**
  Los accidentes laborales, y especialmente los traumatismos, suponen una importante causa de morbilidad en este colectivo. Se aprecia cómo los inmigrantes tienen un mayor número de accidentes laborales en el sector industrial respecto a la población Española. Entre los factores implicados destacan:
    - La situación de precariedad laboral y explotación en las que trabajan muchos inmigrantes sin estar asegurados ni adoptar las medidas mínimas de protección.
    - La dificultad idiomática, que altera la comunicación, la falta de preparación para el manejo en maquinaria específica y el desconocimiento de las normas de seguridad.
- Se observa una mayor frecuencia **de recién nacidos de bajo peso y partos prematuros** entre madres subsaharianas.
- Se observa una mayor prevalencia de **problemas odontológicos**, en especial de caries dental.

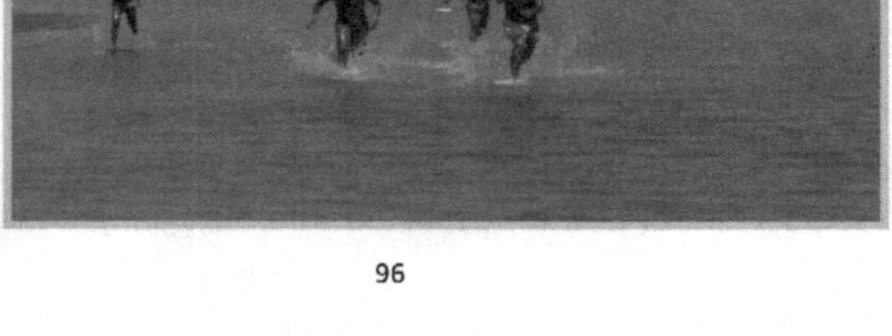

ENFERMEDADES INFECCIOSAS IMPORTADAS O PREVALENTES.

En este grupo de enfermedades se podría incluir enfermedades denominadas **tropicales** como parasitosis intestinales, malaria, esquistosomiasis, tripanosomiasis, filariasis, dengue, fiebres hemorrágicas virales **y otras infecciosas de distribución mundial** (**globales transmisibles)** pero que son de especial incidencia o importancia en este colectivo como Tuberculosis (TBC), Hepatitis, ETS o lepra.

	Europa*	Asia	América**	África
Meningitis meningocócica	-	+	+	+
Cólera	-	+	+	+
Peste	0	+	-	+
Fiebres virales hemorrágicas	-	+	+	+
Lepra	-	+	+	+
Tuberculosis	+	++	++	++
Hepatitis	+	++	+	++
Enfermedades de transmisión sexual	+	+	+	++
SIDA	-	++	+	++
Parasitosis intestinal	-	+	+	++
Esquistosomiasis	0	+	-	+
Estrongyloidosis	0	+	+	+
Filariasis hemolinfáticas	0	+	-	++
Filariasis cutáneas	0	-	-	++
Malaria	0	+	+	++
Cisticercosis	+	+	++	+
Leishmaniasis	+	+	+	+
Enfermedad de Chagas	0	0	+	0
Enfermedad del sueño	0	0	0	+

* Inmigrantes procedentes de Europa del Este.
** Inmigrantes procedentes de Latinoamérica y del Caribe.
0 No existe en esa zona.
\- Posible, aunque raramente observada.
\+ Posible.
++ Muy posible.

Enfermedades infecciosas en inmigrantes según continente de procedencia

2. ENFERMEDADES GLOBALES TRANSMISIBLES O COSMOPOLITAS

Las enfermedades globales transmisibles existen en los países desarrollados, aunque su frecuencia es menor que en los países de origen de los inmigrantes. Tienen especial interés para la salud pública porque pueden transmitirse a los individuos del país de acogida por vía aérea, contacto estrecho o vía fecal-oral.

2.1. TUBERCULOSIS

La incidencia de TBC es mayor en la población inmigrante que en la autóctona. En la mayoría de los casos se trata de reactivaciones de infecciones latentes adquiridas en el país de origen que progresan a enfermedad tuberculosa activa en los primeros cinco años de estancia en el país de acogida. Tras este periodo de máximo riesgo, la incidencia de TBC en inmigrantes disminuye progresivamente, aunque continúa siendo mayor que la de la población autóctona a los 10 años de residencia, para aumentar posteriormente en los inmigrantes de más edad. No obstante, aunque la mayoría de los casos se deben a reactivación endógena, la reinfección exógena podría ser responsable de hasta el 15-20% de los nuevos casos, tal como han puesto de evidencia estudios recientes de epidemiología molecular.

Por ello, parece razonable asumir que en la aparición de enfermedad tuberculosa en inmigrantes influyen dos mecanismos: la reactivación y la infección exógena (primo o reinfección), siendo desconocido el papel relativo de cada uno de ellos en la actualidad y, posiblemente variable, dependiendo de múltiples factores, alcanzando la infección exógena en algunos estudios hasta uno de cada cinco casos de tuberculosis en inmigrantes.

En la actualidad, la influencia de la inmigración sobre la situación epidemiológica de la TBC en la población autóctona de nuestro país es poco significativa, aunque se han descrito microepidemias originadas en inmigrantes. No obstante, dada su potencial transmisibilidad, sobre todo dentro de las comunidades inmigrantes en que exista hacinamiento y dificultad para el acceso a los servicios de salud (lo que conlleva un retraso en el diagnóstico y tratamiento, aumentando de esta forma el período de transmisibilidad), hace necesaria la estrecha monitorización de su evolución.

Continente	Países
África	Etiopía, Guinea Ecuatorial, Kenia, Marruecos, Mauritania, Malí, Mozambique, Nigeria, República Democrática del Congo, Sudáfrica, Tanzania, Uganda, Zimbabwe
América Latina	Brasil, Bolivia, Ecuador, Perú, República Dominicana
Asia	Afganistán, Bangladesh, Camboya China, Filipinas, Indonesia, India, Myanmar, Pakistán, Tailandia, Vietnam
Europa	Rusia, Rumanía

Países con mayor incidencia de TBC

Se estima que alrededor de una tercera parte de la población mundial está infectada de forma latente por Mycobacterium tuberculosis (infección tuberculosa latente (ITL) diagnosticada mediante la prueba de tuberculina positiva), y de ellos, anualmente, unos 9 millones de personas desarrollan una enfermedad tuberculosa activa, de los cuales fallecen entre 2 y 3 millones. Atendiendo a los últimos datos de la OMS, se estima que la incidencia mundial de esta enfermedad aumenta aproximadamente un 0,4% al año, pero con una mayor rapidez en el África Subsahariana y en los países de la antigua Unión Soviética. La incidencia de la enfermedad tuberculosa en el continente africano es de 272 por 100.000 habitantes, 241 en el Sudeste Asiático y de 130 en el Pacífico Occidental, mientras que sólo es de 23 en los países desarrollados (datos de 2001). Se estima que 22 países son responsables de cerca del 80% de los nuevos casos anuales de tuberculosis a nivel mundial, y más concretamente, que 5 países de Asia (India, China, Bangladesh, Filipinas y Vietnam) serían responsables de más de la mitad de los nuevos casos anuales.

El 75% de los casos en países en desarrollo se dan en el grupo de edad de mayor producción económica (15-50 años). En 2007 se estimó que 1,7 millones de muertes en el mundo se debieron a la TBC y fue la causa de cerca de un 13% de las muertes en pacientes con SIDA. La combinación VIH-TBC es alarmante en África, donde vive un 70% de la población mundial coinfectada y donde el VIH es el factor más importante que ha determinado el aumento de la de TBC en los últimos años.

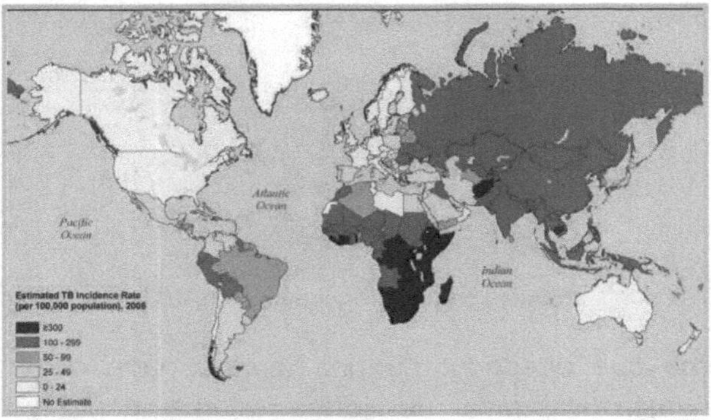

En los países desarrollados, el aumento de incidencia de TBC en la última década se ha atribuido en parte a la inmigración procedente de las zonas de alta prevalencia, junto a la epidemia VIH-SIDA y al abandono de los programas de control de la enfermedad. En nuestro país, la proporción de casos de TBC diagnosticados en población inmigrante es aún baja en comparación con otros países desarrollados. El menor impacto de la inmigración sobre la situación de la TBC en España puede explicarse en parte por la incorporación más tardía de nuestro país al fenómeno migratorio, por el efecto de la epidemia VIH-SIDA sobre nuestra epidemia autóctona y por las tasas de incidencia de TBC en la población general.

ASPECTOS CLÍNICOS DIFERENCIALES DE TUBERCULOSIS EN INMIGRANTES

En los estudios realizados en nuestro país la presentación clínica de la TBC en inmigrantes no difiere de la población autóctona (predominio de la tuberculosis pulmonar, con clínica respiratoria prolongada e infiltrado radiológico cavitado). No obstante, en esta población se ha descrito una mayor frecuencia de localizaciones extrapulmonares, fundamentalmente ganglionares. Es importante resaltar que algunos síntomas clásicos, como la hemoptisis o la sudoración nocturna, pueden ser difíciles de precisar debido a barreras culturales o idiomáticas. En segundo lugar, la asociación con la infección por el VIH puede ser frecuente, especialmente subsaharianos, por lo que se recomienda realizar una serología de VIH, previo consentimiento informado, a todo inmigrante diagnosticado de TBC.

Se aconseja, al igual que en la población autóctona, realizar una búsqueda activa de enfermedad tuberculosa en todo inmigrante que presente síntomas «clásicos» de TBC (definidos como tos o fiebre con una duración mayor de 2 semanas, pérdida de peso o hemoptisis), a los que habría que añadir cuadro constitucional o adenopatías de etiología incierta. No obstante, es importante recordar estos síntomas «clásicos» presentan una baja sensibilidad y que un porcentaje importante de pacientes presentan una clínica y/o una exploración física anodinas en el momento del diagnóstico.

Así mismo, es necesario considerar otras entidades menos frecuentes en el diagnóstico diferencial del inmigrante con fiebre prolongada, focalidad respiratoria y radiografía de tórax anormal:

- **Tuberculosis pulmonar.**
- Micobacterias atípicas *(M. kansasii)*.
- **Carcinoma de pulmón.**
- Sarcoidosis.
- Nocardiosis, actinomicosis.
- Meliodosis.
- Neumonía necrotizante crónica.
- **Absceso de pulmón** (amebiano, hidatidosis, paragonimiasis).
- Micosis con afectación pulmonar:
  - Cosmopolitas: esporotricosis, criptococosis.
  - Endémicas: histoplasmosis, blastomicosis, coccidiomicosis, paracoccidiomicosis.
- Parasitosis con afectación pulmonar:
  - Síndrome de Löffler (helmintiasis con migración pulmonar).
  - Paragonimiasis.
  - Esquistosomiasis crónica (embolismos pulmonares).
  - Pulmón eosinófilo tropical (síndrome de Weingarten).

Otros aspectos diferenciales de la TBC en inmigrantes son:

- **Introducción de cepas de M. tuberculosis con elevada virulencia, así como patrones especiales de transmisión** (p. ej. niños adoptados).

- **Existe una mayor prevalencia de resistencias primarias.** en su mayoría a isoniacida. En siguiente figura se indican los porcentajes de resistencia a este fármaco en algunos de los países de origen de los inmigrantes.

- **Existe un peor cumplimiento terapéutico en este colectivo.** Algunos colectivos de inmigrantes presentan características, que hacen que su cumplimiento terapéutico de la enfermedad tuberculosa sea deficiente. Los principales motivos de esta falta de cumplimiento son:
    - La barrera idiomática y las diferencias culturales
    - La baja percepción de enfermedad
    - La gran movilidad geográfica
    - La situación de irregularidad legal.

  Por ello, una estrategia básica en el control de la tuberculosis importada es el uso de recursos destinados al control directo del tratamiento, empleando las pautas más breves.

DIAGNOSTICO DE TUBERCULOSIS EN INMIGRANTES

1.- No existe una actitud común en la detección de infección y enfermedad tuberculosa en este colectivo.

En ausencia de programas de cribado, la mejor forma de disminuir el impacto en inmigrantes es la detección precoz de enfermos tuberculosos y los estudios de contactos de los mismos.

En los países con baja prevalencia, los sistemas de detección precoz de tuberculosis son diferentes. En algunos casos (p. ej. España, Italia o Dinamarca) no existe política establecida. En otros (p. ej. Holanda, Canadá, Gran Bretaña) el cribado tiene lugar en el país de destino. Finalmente, en USA o Australia el estudio tiene lugar en el país de origen, antes de dar el permiso de residencia.

En general, la técnica más utilizada es la radiología de tórax, que permite identificar tanto lesiones sugerentes de actividad como imágenes residuales siendo complementada con la baciloscopia de esputo para la detección de casos activos.

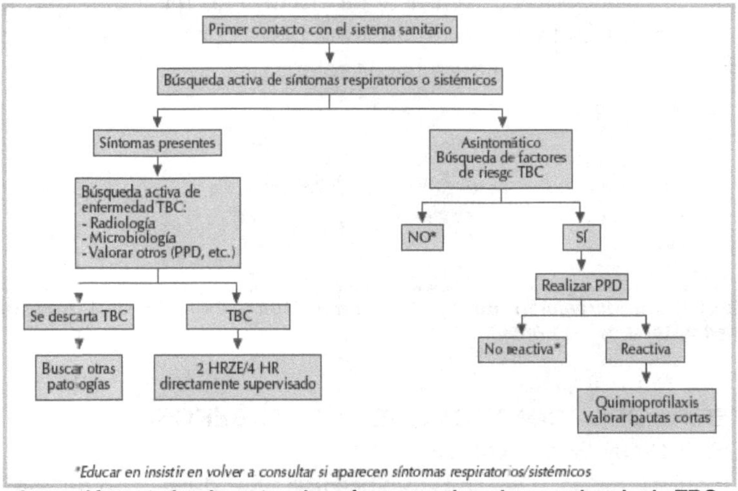

Actuación ante inmigrantes de países con elevada prevalencia de TBC

2.- Desde el punto de vista diagnóstico, la radiografía de tórax puede ser normal o anodina en los pacientes con infección primaria o en las fases iniciales de la pleuritis tuberculosa (ambas circunscritas generalmente a niños o adolescentes), en las formas extrapulmonares puras y en algunos pacientes coinfectados por el VIH.

En segundo lugar, es necesario realizar baciloscopias y cultivos seriados de esputo (se recomiendan 3 muestras recogidas en días sucesivos) y/o otras muestras (orina, líquido pleural, etc.), aunque su negatividad, en presencia de cuadro clínico y radiológico compatible, no debe descartar el diagnóstico de TBC activa. La rentabilidad de la baciloscopia de esputo puede ser baja en inmigrantes recientes procedentes del sudeste asiático, aún en presencia de enfermedad activa.

Dada la alta prevalencia de resistencias primarias a fármacos tuberculostáticos y de enfermedades o coinfecciones por micobacterias atípicas (especialmente por *M kansasii)* en los países de origen, es obligado remitir al laboratorio de microbiología, antes de iniciar el tratamiento, muestras para cultivo, identificación y estudio de sensibilidad para micobacterias.

- Sospecha de resistencias primarias o secundarias.
- Necesidad de utilización de fármacos de «segunda línea».
- Infección por el VIH.
- Fracasos terapéuticos (cultivos positivos después del 4° mes de tratamiento).
- Recidiva (tras completar un ciclo de tratamiento correcto).
- Sospecha de mala adherencia al tratamiento.
- Hepatotoxicidad grave.

Criterios de derivación de un inmigrante con tuberculosis a una unidad especializada de referencia

BASES DEL CONTROL DE LA TUBERCULOSIS EN LA POBLACIÓN INMIGRANTE

El control de la TBC en inmigrantes, se debe centrar en tres estrategias fundamentales: la búsqueda activa y tratamiento de los casos de enfermedad tuberculosa activa; el estudio de contactos de los pacientes con enfermedad activa, y la detección y tratamiento de los inmigrantes con ITL de alto riesgo. A estos tres elementos, comunes a toda intervención, se le añaden otros, como:

- Garantizar la accesibilidad al sistema sanitario:
    1. Normalización administrativa.
    2. Eliminación de barreras idiomáticas y culturales.
    3. Estrategias de comunicación y mediación: agentes comunitarios de salud, mediadores interculturales...
- Garantizar la detección, tratamiento y seguimiento de los casos:
    1. Facilitar las visitas.
    2. Administrar gratuitamente los fármacos.

3. Ofertar tratamiento directamente observado (TDO).
4. Estrategias específicas para la población migrante móvil enferma.

- Realizar el estudio de contactos: Búsqueda activa de contactos.
- Diagnosticar y asegurar el tratamiento de la infección latente en inmigrantes de riesgo:
  1. Pautas clásicas.
  2. Pautas cortas.
- Disponer de un «Programa Local de Tuberculosis»:
  1. Adaptado a las necesidades de cada comunidad.
  2. Con la intervención, colaboración y coordinación todos los centros, niveles y profesionales implicados y de la comunidad.
  3. Integración de herramientas «innovadoras»:
     - Salud y comunicación intercultural
     - Epidemiología molecular

Detección y Tratamiento de la infección tuberculosa latente (ITL)

El manejo de la ITL es uno de los aspectos más discutidos en el manejo de esta enfermedad. Básicamente, el problema radica en una valoración ponderada de las ventajas (evitar la evolución de la infección a enfermedad) con los inconvenientes (toxicidad medicamentosa y posible selección de resistencia).

El diagnóstico ITL se basa en la interpretación de la prueba de la tuberculina (PT), realizada en nuestro medio mediante la técnica de intradermorreacción de Mantoux. El objetivo de la detección de la ITL es la identificación de las personas con riesgo de desarrollar tuberculosis, para que se puedan beneficiar, a título individual de un tratamiento preventivo eficaz (quimioprofilaxis secundaria o tratamiento de la ITL).

En nuestro país no se recomienda la realización rutinaria de la PT a inmigrantes que no pertenezcan a grupos de riesgo (conviviente de caso bacilífero, coinfectados por VIH o con otras causas de inmunodepresión, pacientes con lesiones radiológicas fibróticas no tratadas), salvo valoraciones individuales o con fines epidemiológicos. En los últimos años se valora también realizar la PT a todo inmigrante reciente de 35 años y menos de 5 años de residencia procedente de un país con alta prevalencia de TBC.

La decisión de instaurar una quimioprofilaxis secundaria se basa en 5 aspectos interrelacionados:

- o La fiabilidad del diagnóstico,
- o La demostración de un riesgo elevado de evolución de la infección a enfermedad,
- o La eficacia de la pauta empleada,
- o La toxicidad de la pauta utilizada,
- o El cumplimiento.

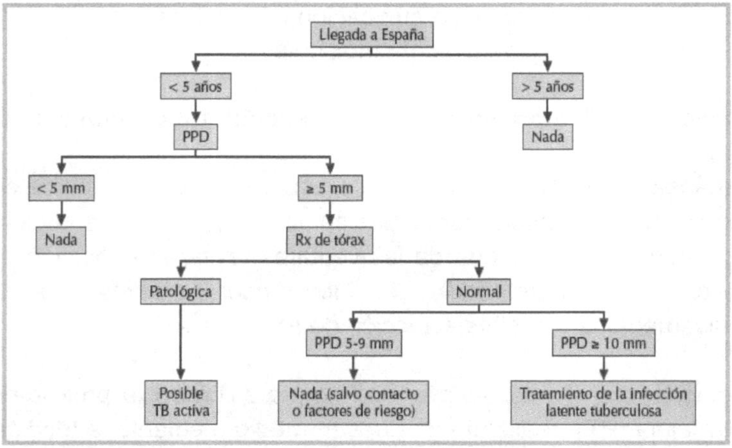

Estrategia de cribado de TBC en inmigrantes asintomáticos

La pauta estándar de tratamiento de la ITL consiste en la administración de isoniacida durante 9 meses (reservando la de 6 meses para los pacientes de menor riesgo y siempre que no pueda asegurarse una cumplimentación de 9 meses).

CONSIDERACIONES

Es evidente que la inmigración desde países con alta prevalencia de enfermedad tuberculosa está complicando el control de la enfermedad en los países de acogida. Basándonos en la experiencia de otros países que ya se han enfrentado a este problema, parece lógico suponer que la mejor medida para el control definitivo de la enfermedad en los países de acogida es la reducción de la enfermedad en los países de origen de los inmigrantes. Los programas internacionales de control de la enfermedad son el único camino para terminar con esta pandemia. En estudios económicos realizados en este sentido se postula que sería más eficiente centrar los esfuerzos en establecer programas de control de la TBC en los países de origen de los inmigrantes, con la consiguiente disminución de las tasas de enfermedad, que aumentar las medidas de cribado y control en los países de destino.

Hasta que esto suceda, las medidas específicas para mejorar el control de la enfermedad son absolutamente necesarias, dada las especiales características epidemiológicas, culturales y sociales de esta población:

1. El personal sanitario que asiste a inmigrantes debe pensar en la TBC ante un inmigrante con clínica compatible y su tratamiento siempre debe ser con cuatro fármacos y, preferentemente, supervisado por el personal sanitario.
2. Se debe aprovechar el primer contacto del inmigrante con el sistema sanitario para realizar un cribado de la enfermedad, mediante la búsqueda dirigida de síntomas sugestivos de enfermedad. La radiografía de tórax, como parte de un protocolo más general de actuación en población inmigrante, podría suponer un apoyo en este sentido.
3. Es necesaria la atribución de medios específicos para el control de la enfermedad. Éstos se deben centrar en el tratamiento de los enfermos los estudios de contactos.
4. El tratamiento de la infección tuberculosa debe seguir, en general, los mismos criterios que en población autóctona, o sea, sólo en los grupos de alto riesgo de padecer TBC.

TUBERCULOSIS: IDEAS CLAVES

- La tuberculosis en inmigrantes es un fenómeno emergente, aunque de momento no parece representar un riesgo para la población general de acogida. No obstante, dada su potencial transmisibilidad, se debe monitorizar estrechamente su evolución.
- Aparece en los primeros 5 años de estancia, y aunque la presentación más común es la forma pulmonar, existe más frecuencia de formas extrapulmonares, por lo que es necesario tener un alto índice de sospecha.
- Se debe aprovechar cualquier contacto con el sistema sanitario para realizar una búsqueda activa de casos.
- La coinfección por el VIH puede ser frecuente en inmigrantes Subsaharianos.
- Es obligado remitir muestras para baciloscopia, cultivo de micobacterias y estudio de sensibilidades antes de iniciar el tratamiento específico.
- Iniciar tratamiento con 4 fármacos hasta conocer el resultado del cultivo y sensibilidades. Los casos con sospecha o confirmación de resistencias, los coinfectados por el VIH, los fracasos terapéuticos, las recidivas y retratamientos se deben derivar a una unidad de referencia.
- La adherencia al tratamiento es el principal reto en inmigrantes debido a la alta tasa de pérdidas y abandonos. Es preciso actuar de forma coordinada en el contexto de un programa adaptado a la realidad local y a los recursos disponibles, utilizando herramientas como los agentes comunitarios de salud, estrategias específicas para poblaciones móviles enfermas y políticas de accesibilidad a los servicios para lograr que se completen más del 90% de los tratamientos prescritos.
- Los 3 elementos básicos de un programa de control en inmigrantes son la búsqueda activa y tratamiento de los casos de enfermedad, el estudio de contactos y la detección y tratamiento de las infecciones tuberculosas latentes de alto riesgo de progresión a enfermedad.
- En nuestro país no se recomienda la realización rutinaria de la prueba de la tuberculina a los inmigrantes que no pertenezcan a grupos de riesgo (conviviente de caso bacilífero, coinfectados por VIH o con otras causas de inmunodepresión, y pacientes con lesiones radiológicas fibróticas no tratadas, salvo valoraciones individualizadas o con fines epidemiológicos.
- En caso de que esté indicado realizar el tratamiento de la infección tuberculosa latente (TILT), la pauta de elección es isoniacida durante 9 meses, existen otras alternativas de menor duración para intentar lograr una mejor adherencia.
- Los estudios de epidemiología molecular nos ayudarán a conocer si la tuberculosis en esta población se debe a reactivaciones de infecciones

latentes antiguas adquiridas en sus países de origen o a transmisión reciente en el país receptor; y nos permitirá descubrir rutas de transmisión que se nos escapan con los métodos tradicionales.

Para saber más:

PRUEBA DE LA TUBERCULINA (MANTOUX)

Reactivo:

Tuberculina **PPD-RT 23**: dosis de **2 UI (0,1 ml)** (ó PPD- Estándar 5 UI (0,1 ml))
Conservar entre 4 y 8°C. No congelar ni exponer a Tª > 20°
Utilizar un máximo de 10 dosis de 0,1 ml de cada frasco, desechando el resto.
Agitar el frasco antes de cargar la jeringuilla, inmediatamente antes de la realización de la prueba.

Técnica del Mantoux:

Emplear jeringuilla graduada en décimas de ml, de plástico desechable, con aguja de acero corta y biselada de calibre fino (26 ó 27)

Inyección **intradérmica** de 0,1ml de tuberculina, con aparición de **pápula isquémica** de 6-10 mm mientras se administra la dosis

Administrar en la **cara anterior del antebrazo unos 10 cm debajo de curvatura del codo**en piel libre de lesiones.

No friccionar la zona ni utilizar alcohol, emplear suero fisiológico.
Hacer un círculo alrededor del punto de inyección para delimitar la zona (4 cm)
Repetir la administración en un lugar alejado si no se produce pápula.

Indicaciones:

- Sospecha de TBC
- Contactos de TBC
- Antecedentes patológicos de riesgo para el desarrollo de TBC: VIH, ADVP, Alcoholismo, Silicosis, Inmunodepresión, Inmunodepresores, Corticoides, Desnutrición, Diabetes, Insuficiencia Renal Crónica y hemodiálisis.
- Marginalidad social
- Inmigrantes de países con alta prevalencia
- Internados en Instituciones Penitenciarias
- Riesgo social y epidemiólogico: Personal guarderías, profesores y sanitarios

Contraindicaciones:

Únicamente las lesiones cutáneas extensas que no dejen zonas indemnes.
No está contraindicada en el embarazo.
No está contraindicada en individuos sometidos a dicha prueba en repetidas ocasiones, ya que no induce sensibilidad

Reacciones adversas:

Son poco frecuentes: Reacciones vesiculares y ulceradas, linfangitis y adenopatía cervical, síndrome febril.
No se han descrito reacciones alérgicas.

Lectura:

Hacer la lectura a las 72 horas de la inyección (válida entre 48 y 96 horas)
Valorar mediante palpación o ayuda de bolígrafo la **INDURACIÓN** en el lugar de la inyección, despreciando el eritema. Medir en **milímetros el diámetro transversal** de la induración

Interpretación prueba tuberculina: Se considera + y por tanto como infectado cuando:

La SEPAR considera **positivo 5 mm ó** > indistinto de autóctono o inmigrante.
(El CDC considera **positivo en inmigrantes 10 mm ó** > (recomienda RX en > 5mm), por prevalencia de Mycobacterias atípicas en su país)
En individuos **vacunados con BCG** se considera:
5-14 mm: Reacción de probable origen vacunal
15 ó > : Sugestivo de infección tuberculosa
(5 ó > Si han estado expuestos a riesgo de contagio alto)
En **VIH** se considera positivo cualquier induración
La **vesiculación o necrosis** se considera positivo independiente del tamaño
En vacunados , con Mantoux < 5mm y no vacunados > 65 años, repetir Mantoux 7 días después y se vuelven a considerar las mismas premisas. **(Efecto booster)**
CONVERTOR: Viraje de reacción tuberculinica no significativa a significativa en los dos últimos años > 6 mmm (no vacunados paso de <5 mm á 10 mm ó más, y en los vacunados de <5 mm a 15 mm ó más)

Falsos negativos: Infecciones víricas (sarampión, varicela, VIH..)
Infecciones bacterianas (Brucella, tosferina..), Micóticas...
Vacunas virus vivos atenuados(sarampión, rubéola, parotiditis,polio..
Tratamientos inmunosupresores (*corticoides*)
Neoplasias (linfoides).Insuficiencia renal Crónica
Recién nacidos y ancianos
Fases iniciales de TBC (primeras 10 semanas tras el contagio)
Error en la técnica, lectura o conservación

Falsos positivos: Infecciones por *Mycobacterias atípicas*
Infección local
Vacuna BCG

Hay que recordar que incluso un 10-20% de pacientes con TBC activa tienen una prueba Tuberculínica negativa

RESPUESTAS TUBERCULINICAS INDICATIVAS DE INFECCIÓN TBC SEGÚN DIVERSAS SITUACIONES *estudio de contactos* (Grupo Estudio de Contactos UITB)

Situación	**Infección tuberculosa**
No vacunados con BCG	5 mm ó más
Vacunados con BCG, contactos íntimos o frecuentes de enfermos con baciloscopia +	5mm ó más
Vacunados con BCG, contactos esporádicos de enfermos con baciloscopia + o contactos íntimos o frecuentes de enfermos con baciloscopia -	15 mm ó más (entre 5 y 15mm: a más induración, más posibilidad de infección)
Infectados por el VIH u otros inmunodeprimidos	Cualquier induración
Virajes tuberculínicos durante el estudio de contactos	5 mm ó más

SISTEMATIZACION INTERPRETACIÓN PRUEBA TUBERCULINA
(Am J Respir Crit Care Med 2000)

5 mm ó >: **positivo si hay alto riesgo de desarrollar enfermedad TBC:**
VIH
Terapia inmunosupresora-corticoides
Contacto reciente TBC
TBC antigua con RX anormal

10 mm ó >: **positivo si hay riesgo medio de desarrollar enfermedad TBC**
Inmigrantes con < de 5 años en el país
Niños < 4 años
ADVP
Niños/adolescentes expuestos a personas alto riesgo
Empleados/residentes de albergues indigentes,correccionales
Centros Sanitarios
Personal laboratorio de mycobacterias
Enfermedades que faciliten progresión TBC:
(Silicosis, Diabetes, IRC, ICC, Malnutrición, Alcoholismo)

15 mm ó >: **positivo si riego bajo de desarrollar TBC**
Inmigrantes con > 5 años en el país
Población general

(INDEPENDIENTEMENTE DE INMUNIZACIÓN CON BCG)

CLASIFICACION INTERNACIONAL DE PERSONAS EXPUESTAS A TBC

Clase 0	**No hay historia de exposición a TBC, no hay evidencia de infección.** PPD – *Descartar efecto Booster*
Clase 1	**Exposición a TBC, no evidencia de infección.** PPD – *Si la exposición ha ocurrido en los últimos 3 meses requiere seguimiento*
Clase 2	**Infección tuberculosa, sin enfermedad.** PPD +. Exploraciones complementarias negativas. *Completar con antecedente de QPF(si se realizó), y si se concluyó*
Clase 3	**Enfermedad TBC clínicamente activa.** Síntomas clínicos y exploraciones complementarias de TBC. PPD+. RX y/o Microbiología + *Pertenecen los enfermos TBC hasta completar el tratamiento*
Clase 4	**Enfermedad TBC sin actividad clínica.** Historia previa de TBC o lesiones RX estables.PPD +, en los que no se aisla el bacilo y no existe clínica y/o exploraciones complementarias que sugieran enfermedad activa *Si no completaron el tratamiento o no se realizaron pruebas para descartar actividad serán clasificadas como sospecha de TBC hasta evaluación que la incluya en Clase 3 ó Clase 4*
Clase 5	**Sospecha de TBC.** Signos o síntomas que inducen aplantear diagnóstico de TBC, pendientes de completar el estudio. *No deberían permanecer más de tres meses sin confirmar o descartar el diagnóstico*

Indicaciones de quimioprofilaxis tuberculosa

(Recomendaciones SEPAR 2002)

QPP (negativos para la tuberculina) Sin Límite de edad
Jóvenes contactos íntimos de bacilíferos Inmunodeprimidos contactos de bacilíferos Personas de cualquier edad, contactos íntimos de bacilíferos en "microepidemias"
QPS O TITL (positivos para la tuberculina
Indicaciones prioritarias (sin límite de edad) Infectados por VIH Conversores tuberculínicos* Miembros de "microepidemias" de cualquier edad Silicosis Imágenes residuales fibróticas no tratadas ** Menores de 35 años contactos de enfermos bacilíferos Cualquier infectado menor de 20 años Pacientes en lista de espera de transplantes Utilización de infliximab u otros anticuerpos monoclonales anti-TNF- α ***Indicaciones a valorar individualmente*** Mayores de 35 años contactos de enfermos bacilíferos Toxicomanías, incluido alcoholismo Diabéticos Neoplasias Tratamientos prolongados con corticoides o inmunosupresores Insuficiencia renal crónica. Hemodiálisis Desnutrición: Gastrectomía, síndromes de malabsorción y derivación intestinal Riesgo profesional: Docentes y guarderías, sanitarios, trabajadores con grupos de riesgo (prisiones, asilos, centros toxicómanos, etc) Riesgo social: Asilados, reclusos, albergues, psiquiátricos, etc Inmigrante de bajo nivel económico

*Personas que eran negativas para la tuberculina y han virado a positivas en menos de 2 años

**Cicatrices pulmonares de antigua TBC no tratada. Debe descartarse la actividad y los cambios evolutivos

TITL

Su beneficio sólo ha sido demostrado en:
- Contactos conversores recientes
- Niños < de 5 años
- TBC residual inactiva no tratada
- VIH

INH 300mg /día (5mg/Kg/día en niños max 300) durante 6 meses (9 meses si VIH) **(Recomendación A)**

Pautas cortas 4R (4 meses con Rifampicina) **(Recomendación C)**
3HR (3 meses con Rifampicina +Isoniacida)
2 RZ (2 meses con Rifampicina+Pirazinamida)

(En las pautas cortas se aconseja Tratamiento Directamente Observado)

Control del paciente-contactos TBC:

CONTROL DEL ENFERMO CONTAGIANTE

Enfermo con baciloscopia positiva	
1 Actuación habitual inicial: Si el tratamiento es RHZ, durante 3 semanas. En los demás tratamientos, hasta que las baciloscopias sean negativas.	Aislamiento en habitación individual soleada con puerta cerrada y ventana exterior abierta con frecuencia Mascarillas espiratorias quirúrgicas Evitar ingresos innecesarios Inicio rápido del tratamiento correcto Educación en medidas higiénicas
2 Actuaciones más estrictas, añadir: TBC resistentes Enfermos diseminadores Pacientes con abundante BK en esputo Gabinetes con técnicas de riesgo	Aislamiento en habitaciones especiales Mascarillas de alta protección (respirador personal con válvula) Tratamiento Directamente Observado (TDO)
Enfermo con baciloscopia negativa	
Hasta la negativización de los cultivos	Medidas higiénicas Toma regular de la medicación efectiva Reincorporación progresiva a la vida familiar, social y laboral

Tratamiento:

Pauta estándar	2 meses (INH+RFP+PZ) y 4 meses(INH+RFP) **Recomen A**
Resistencia inicial a INH > 5%	2 meses (INH+RFP+PZ+ETH) y 4 meses (INH+RFP)

Existen pautas intermitentes, más cortas pero que deberían utilizarse bajo TDO (Tratamiento Directamente Observado) y no deben emplearse con tuberculostáticos de segunda línea.

2.2.- HEPATITIS VIRALES

Las hepatitis virales constituyen enfermedades con una prevalencia en los países poco desarrollados muy superior a la del mundo occidental, y por tanto es previsible que las tasas de infección crónica por hepatitis B y C sean elevadas en inmigrantes.

La primera generación de inmigrantes tiene cifras de seroprevalencia de hepatitis similares a las de sus países de origen. Las infecciones simultáneas son frecuentes.

Debemos distinguir categorías especiales de población inmigrante con mayor riesgo de transmitir la hepatitis, como son niños adoptados y prostitutas. En España no disponemos de datos exactos respecto a la extensión de la infección por los virus de hepatitis en inmigrantes, lo que conlleva el desconocimiento de los riesgos para las personas que entran en contacto con ellos.

Aproximación a las hepatitis virales desde Atención Primaria

- Realizar serología de VHB y VHC a todo inmigrante africano subsahariano, para vacunar luego a los susceptibles.
- Realizar serología de VHB (no necesariamente de VHC) a todo inmigrante asiático, para vacunar luego a los susceptibles.
- Valorar la vacunación de VHB a todo inmigrante latinoamericano.
- Realizar serología de VHB y VHC a niños adoptados y a mujeres embarazadas, para vacunar luego a los susceptibles y a los contactos.
- Vacunar de VHA a niños y adolescentes nacidos en países desarrollados de padres inmigrantes y que viajen a sus países de origen.

Para saber más:

HEPATITIS A (VHA)

Los países en vías de desarrollo son países de endemicidad alta, donde la práctica totalidad de la población está expuesta al virus desde edades tempranas. El VHA se transmite principalmente por vía fecal-oral, diseminándose de persona a persona o por alimentos o agua contaminados. En países industrializados de endemicidad intermedia o baja, la infección afecta principalmente a grupos de riesgo como los viajeros. Los inmigrantes que viajan a sus países de origen (VFRs) son también un grupo de riesgo.

En un estudio de los brotes de VHA en Cataluña entre los años 1999-2003 se reconoce como un elemento destacado los brotes importados. Hay trabajos publicados que describen brotes cuyo origen ha sido un menor inmigrante nacido en España que retorna a su país endémico o un menor adoptado. En el 94,1% de brotes importados el caso índice fue un menor y los casos secundarios se distribuyeron tanto entre los familiares como en las escuelas. Estos casos se trataron de menores nacidos en nuestro territorio y que sin haber sido vacunados viajaron al país de origen de sus padres. La población inmigrante no suele solicitar consejo médico antes de viajar a su país de origen y una vez allí no suelen tomar las medidas preventivas recomendadas a viajeros. Los hijos de inmigrantes deberían ser considerados como un grupo de riesgo nuevo. Podría ser conveniente vacunar de hepatitis a niños y adolescentes nacidos en nuestro país de padres inmigrantes y que viajen a su país de origen.

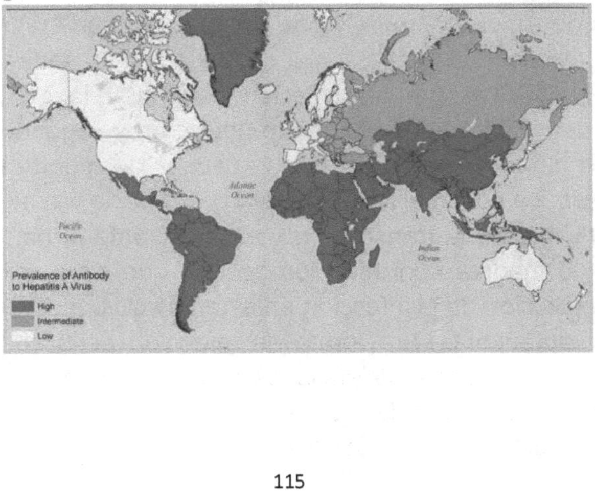

HEPATITIS B (VHB)

Según la OMS, más de 2.000 millones de personas han sido infectadas por el VHB, de las cuales 350 millones son portadores crónicos de la enfermedad. La infección crónica puede llevar al desarrollo de cirrosis y carcinoma de hígado aproximadamente en el 25% de los casos.

En la población inmigrante, la infección por VHB presenta una mayor prevalencia global de infección. En general los inmigrantes procedentes de África subsahariana, Asia y Este de Europa son los que presentan una prevalencia superior a la de la población autóctona. Sin embargo la prevalencia en inmigrantes procedentes de América Latina es similar o inferior a la detectada en España.

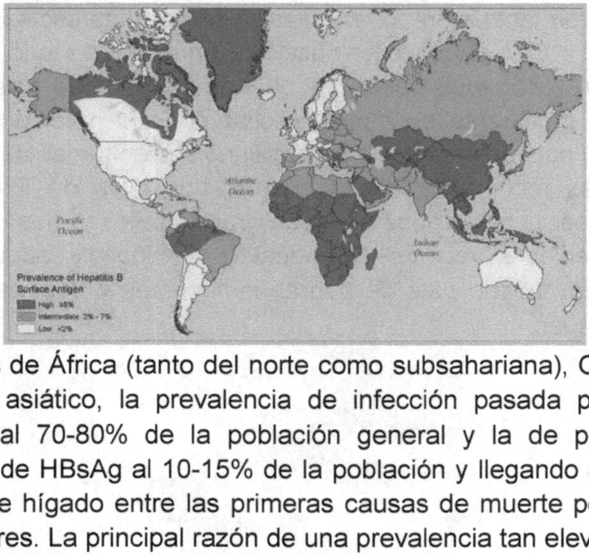

En áreas de África (tanto del norte como subsahariana), Oceanía y Sudeste asiático, la prevalencia de infección pasada por VHB alcanza al 70-80% de la población general y la de portadores crónicos de HBsAg al 10-15% de la población y llegando a estar el cáncer de hígado entre las primeras causas de muerte por cáncer en hombres. La principal razón de una prevalencia tan elevada es la alta efectividad de la transmisión vertical durante el parto (90% de los hijos de madres con infección activa), que supone la principal vía de adquisición de la infección en este colectivo a diferencia de la población autóctona. Otra forma de infección postulada en estas regiones de elevada prevalencia es el uso de material parenteral contaminado, que podría representar el 20% de los nuevos infectado (sobre todo en el Sudeste asiático).

En inmigrantes africanos la frecuencia de algún marcador positivo por el VHB es >50%, y la tasa de portadores de HBsAg+ oscila entre 2,5-21%. Del 11-15% entre los procedentes del Sudeste de Asia y del 2-4% entre los del resto de Asia. Del 0,3-13% entre los procedentes de América Central y del Sur. En refugiados albaneses la infección por el VHB es >60% y la tasa de portadores de HBsAg+ 13%. En un estudio en inmigrantes africanos en España demostró que la prevalencia de marcadores de VHB era superior al 30%.

Al igual que en la población adulta se observa una mayor prevalencia de infección en la infancia. En España existen varios trabajos sobre esta población, y se observa una prevalencia de marcadores del VHB en inmigrantes subsaharianos menores de 14 años del 38,6% y una presencia de HBsAg en el 6,6 % de los testados, con una prevalencia global de infección del 5,4%, y un porcentaje de portadores de HBsAg del 0,5%, observándose las mayores tasas de infección en el subgrupo de África Subsahariana (10,3%) y Europa del Este (16%).

Es por tanto recomendable la realización de serología a inmigrantes procedentes de zonas de alta endemicidad con el fin de adoptar medidas de prevención y seguimiento adecuadas. Debe vigilarse especialmente a las embarazadas con HBsAg + para asegurar que los recién nacidos reciben la inmunoprofilaxis postexposición en las primeras 12 horas de vida mediante la administración de gammaglobulina específica y la vacuna antihepatitis B.

Interpretación serología Hepatitis B

	AgHBs	AgHBe Replicación viral	AcHBe Disminución replicación	AcHBc	AcHBs Inmunidad	
Incubación	+	-	-	-	-	
Ventana	-	-	-	+	-	
Comienzo hepatitis	+	+	-	-	-	
Hepatitis aguda o crónica	+	+	-	Aguda IgM + Crónica IgM- IgG+	-	
Hepatitis final o crónica	+	-	+	IgG +	-	
Convaleciente No infectante	-	-	+	IgG +	–	
Recuperado	-	-	-	+ IgG	–	Inmunidad natural
Inmune	-	-	-	-	–	Vacunado
Portador	+	-	+	IgG +	-	

La cobertura vacunal de la población inmigrante proveniente de países de elevada prevalencia es casi nula, por ello es también recomendable ofertar la vacunación frente a hepatitis B a la población inmigrante susceptible, es decir, sin evidencia serológica de infección pasada, especialmente a niños y adolescentes y a aquellos de alto riesgo (cónyuges de inmigrantes con infección crónica por VHB, promiscuidad sexual, usuarios de drogas por vía parenteral) o que regresan a sus países de origen.

Se debe instruir a la población inmigrante con infección crónica por el VHB y a sus convivientes de la importancia de las medidas preventivas específicas. En algunos estudios se apunta a una menor respuesta frente a la vacuna de la hepatitis B en la población africana. En portadores crónicos de HbsAg (+) es recomendable realizar control de transaminasas y alfa-fetoproteína cada 6 meses y ecografía hepática anual.

Es importante recordar que pueden existir formas «atípicas» de hepatitis crónicas por VHB en inmigrantes. La primera de ellas se debe a una sobreinfección por el virus de la hepatitis delta en portadores crónicos de VHB. La hepatitis por virus delta es endémica en algunos países del Amazonas, Venezuela y de África Subsahariana (Senegal, Gabón), y puede producir brotes de hepatitis aguda fulminante en portadores crónicos de VHB, con evolución posterior a una hepatitis crónica que generalmente evoluciona a cirrosis más frecuente y precozmente que la debida exclusivamente a VHB. La hepatitis crónica por VHB con anti-Hbe positivo y HBsAg negativo es frecuente en inmigrantes procedentes del área mediterránea y de Asia, y se caracteriza clínicamente por escasa respuesta a la remisión espontánea y evolución más agresiva que la hepatitis crónica por VHB HbsAg positivo.

HEPATITIS C (VHC)

Según la OMS, aproximadamente el 3% de la población mundial (180 millones de personas) están infectados por el VHC, de los cuales 130 millones son portadores crónicos del virus, y por tanto con un elevado riesgo de desarrollar cirrosis y/o hepatocarcinoma.

Las tasas más altas corresponden al sudeste de Asia y a África Subsahariana, y se refleja en la alta prevalencia de infección por el VHC en los inmigrantes procedentes de dichas zonas, mientras que los procedentes de Latinoamérica presentan tasas más bajas que la población autóctona.

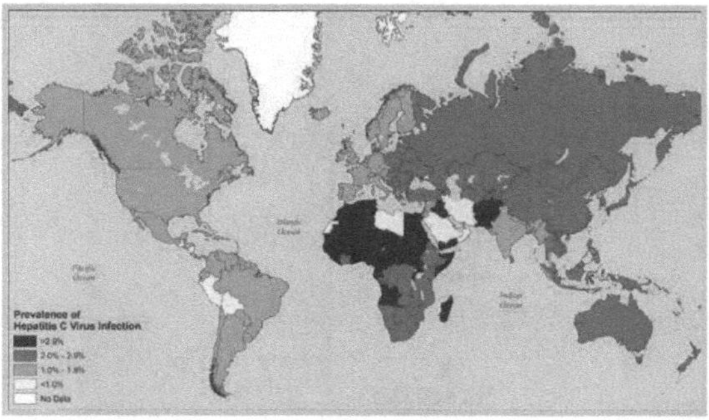

La vía de infección es desconocida en la mayoría de los casos, atribuyéndose a la vía parenteral y siendo infrecuente la transmisión sexual o la vertical. Así, en el continente Africano se observan los mayores porcentajes con un 5.3% de la población infectada, en contraste con el 1,03% de media Europea. La prevalencia de la infección parece estar muy relacionada con los factores de riesgo.

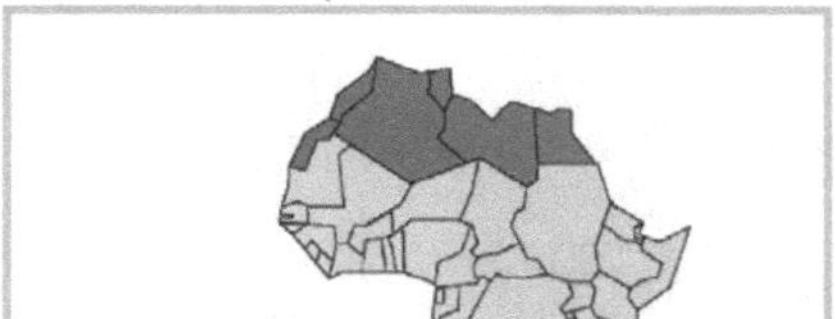

En inmigrantes africanos la frecuencia es del 7-10% y la prevalencia como apreciamos en el siguiente mapa varía de unas zonas a otras dentro del continente pero puede llegar hasta el 17% en ecuato-guineanos (los ecuato-guineanos tienen tración de tratamientos parenterales exclusivamente). En refugiados del Sudeste Asiático es del 2%, igual o inferior al 1% en europeos del Este e inferior al 1% en inmigrantes americanos.

Todos los esfuerzos para incrementar el cribado de casos ocultos de hepatitis crónica C en atención primaria para que reciban tratamiento antes de que alcancen una fase avanzada tendrán un impacto beneficioso en términos económicos y sociales.

Para saber más:

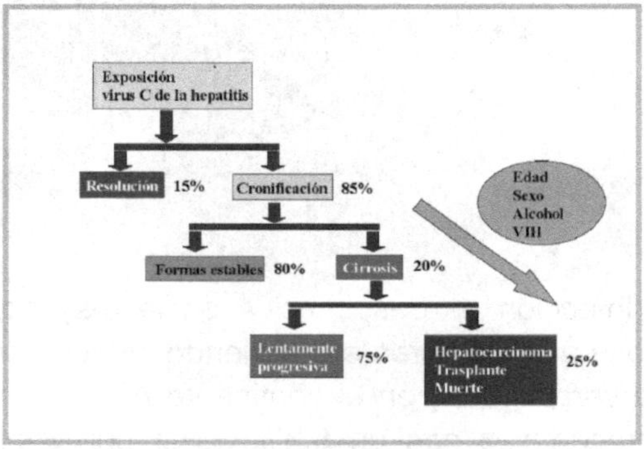

Evolución del virus hepatitis c en el organismo

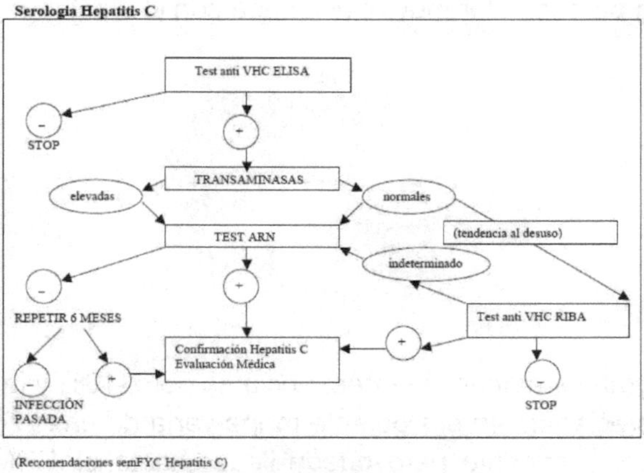

Serología del virus Hepatitis C

HEPATITIS E

La hepatitis E es muy prevalente en los trópicos, se transmite por vía fecal-oral a partir de agua de abastecimiento contaminada y desde el primer brote conocido que tuvo lugar en Nueva Delhi en 1956, con casi 30.000 casos, se han descrito varios brotes en el subcontinente indio, Asia, África y Méjico.

Los brotes epidémicos se manifiestan habitualmente durante la época de lluvias, inundaciones y como consecuencia de desastres naturales que favorecen la contaminación del agua de consumo.

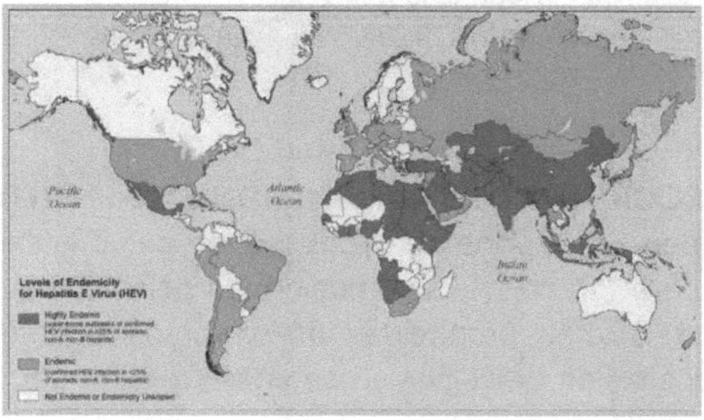

HEPATITIS: IDEAS CLAVES

- Las hepatitis virales son muy prevalentes en los países de procedencia de los inmigrantes económicos.
- La hepatitis A se transmite por vía oral, y se debe ofrecer la vacunación a los inmigrantes susceptibles (especialmente a los hijos nacidos en los países de acogida) antes de viajar a sus países de origen.
- La prevalencia de portadores crónicos de HBsAg es elevada (5-20%) en países del Este de Asia y África, donde la transmisión fundamental es por vía por vía maternofetal, lo que condiciona infecciones en niños de corta edad y el desarrollo de complicaciones a edades más tempranas.
- Dentro de la población inmigrante, los niños adoptados y las mujeres que ejercen la prostitución son colectivos de elevada prevalencia de hepatitis B.
- Existen formas atípicas en inmigrantes, como la sobreinfección por virus defectivos delta en portadores crónicos del virus B o el patrón HBsAg negativo-antiHBe positivo, que implican un comportamiento más agresivo de la infección.

- Es importante implementar medidas de prevención y control de la hepatitis B en inmigrantes:
    1. Vacunación a población inmigrante susceptible, sobre todo antes de viajar a sus países de origen.
    2. Detección y seguimiento periódico de los portadores de HBsAg (transaminasas, alfa-fetoproteína y ecografía), instruyendo a los pacientes y a sus convivientes en medidas preventivas.
    3. Detección precoz de las gestantes HBsAg positivas para profilaxis postexposición precoz (inmunoglobulinas específicas y vacunación) de recién nacidos.
- La hepatitis C es muy prevalente en Asia, África subsahariana y Europa del Este. Su elevada tasa de evolución a hepatitis crónica y la ausencia de vacunación eficaz exige una detección precoz de los pacientes infectados.

2.3.- INFECCIONES DE TRANSMISION SEXUAL (ITS)

Las ITS son un importante problema de salud pública en todo el mundo con grandes repercusiones psicológicas, sociales y económicas. Están producidas por diversos agentes infecciosos, cuya transmisión es por mantener relaciones sexuales. La disminución de la prevalencia de las ITS mediante la interrupción de la transmisión y la reducción de la duración de la infección, así como un diagnóstico precoz y tratamiento correcto, evitará complicaciones y secuelas, como la infertilidad, embarazos ectópicos, abortos, cáncer anogenital e infecciones en el recién nacido. Debemos insistir en las conductas de riesgo y síntomas clínicos que presenten los pacientes para realizar un diagnóstico precoz. La prevención de estas ITS también contribuye a la prevención del VIH.

Es difícil conocer con exactitud su incidencia y prevalencia, ya que existe una importante subdeclaración no sólo en nuestro país sino a nivel mundial. Se calcula que en la actualidad, alrededor de 400 millones de personas pueden tener alguna patología relacionada con una ITS. Las regiones mundiales con mayor número de casos son Asia, África subsahariana y América latina. Se detectan serologías positivas a lúes en el 8,5-15% de la población subsahariana, habiendo resurgido con fuerza en los países de la antigua URSS.

Aunque la inmigración no tiene por qué ser un riesgo para padecer una ITS, consideramos este colectivo en riesgo de adquirirlas, no porque aporten infecciones de sus países de origen, sino que los problemas de soledad, adaptación, dificultad con el idioma, hacinamiento, prostitución, etc., lo hacen más vulnerables. Además hay que tener en cuenta que la mayoría son jóvenes, con edades comprendidas entre los 19 y 35 años, es decir, en edad de más actividad sexual y por tanto en más riesgos de adquirir una ITS.

Otros factores importantes que influyen a la hora de abordar las ITS en este grupo son las particularidades culturales de cada individuo, correspondiente a su país de origen, y que va a implicar unas diferencias en cuanto a comportamientos, percepciones y actitudes frentes a las enfermedades en general y más en particular frente a una infección transmitida sexualmente.

En un estudio del Centro de Diagnóstico y Prevención de ETS de Sevilla ha apreciado un aumento progresivo en los últimos años de personas inmigrantes que acuden a consulta. Representando el 17,5% del total de usuarios asistidos, siendo su país de origen y los diagnósticos los que se aprecia en las siguientes tablas.

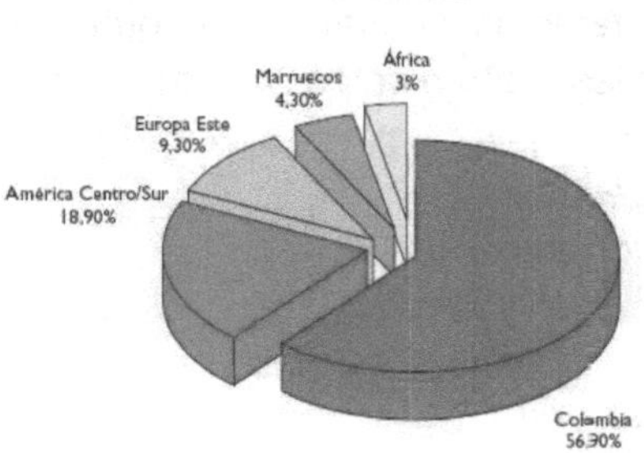

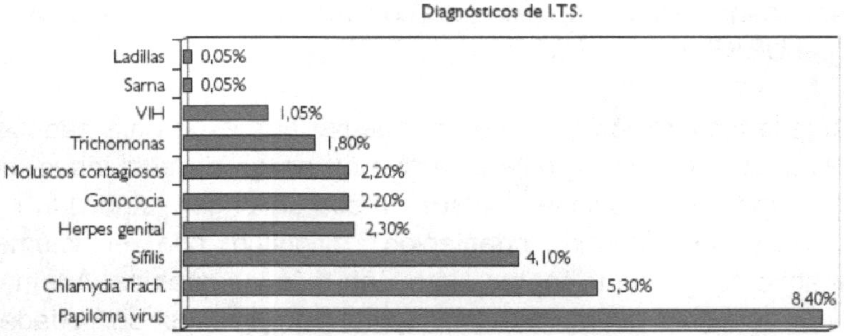

En otro estudio, en este caso efectuado en Barcelona en personas que acudieron a una clínica de enfermedades de transmisión sexual, los extranjeros representaron el 34,9% de los usuarios. Tenían una tasa de infección por VIH similar a los autóctonos, pero tenían significativamente más ITS, incluyendo la sífilis y la hepatitis B, siendo la prostitución un factor de riesgo muy significativo en el colectivo de inmigrantes. Los porcentajes de infección de estas enfermedades en los recién llegados dependen del colectivo estudiado y de su país de origen.

MANEJO DE CASOS

Ante un paciente con síntomas o sospecha de ITS, es necesario realizar:

1. Anamnesis detallada donde se recoja: síntomas, tiempo de infección, contacto sospechoso, si tiene pareja estable, tiempo de la última relación sexual y con quién, conducta sexual, hábitos sexuales, tratamientos previos.
2. Examen físico.
3. Tomas de muestras.
4. Diagnóstico correcto.
5. Tratamiento rápido y eficaz.
6. Control de la/s pareja/s si es posible.
7. Seguimiento clínico.
8. Notificación si es de declaración obligatoria.
9. Educación sanitaria.

En Atención Primaria no siempre es posible disponer de métodos diagnósticos, por lo que será necesario recurrir al manejo sindrómico en estos casos.

Es importante instaurar un programa de educación sexual y de prevención de enfermedades venéreas (incluyendo el uso de mediadores culturales), en el colectivo de inmigrantes jóvenes recién llegados: en los varones, donde les es difícil entablar relaciones y ante un desconocimiento del ambiente, pueden buscar los servicios de prostitutas (infectadas por ITS y VIH); y en las mujeres, que ante una penuria económica pueden verse impulsadas a la prostitución como método de supervivencia.

Para saber más: Aproximación a las ITS:

1.- ÚLCERAS GENITALES

Las úlceras son pérdidas de continuidad de la piel o mucosas, en este caso se localizan en órganos genitales o zonas adyacentes. Pueden presentar variabilidades clínica y etiológica, pudiendo ser de etiologías traumática, tumoral, inmunológica o manifestación de una alergia medicamentosa, pero en la mayoría de los casos es por una infección de transmisión sexual, siendo la más prevalente la infección por el virus del herpes simple y, en segundo lugar, la sífilis. En países tropicales y actualmente en algunas áreas de EE.UU., Europa, incluida España, se pueden encontrar el chancroide, el granuloma inguinal y el linfogranuloma venéreo.

Su evaluación se debe realizar primero una valoración clínica con una exploración minuciosa de las características de la úlcera, aspecto, induración, dolor, tamaño, número, etc., para luego recurrir al laboratorio, que nos confirmará el diagnóstico.

1.1.- SÍFILIS

Es una infección sistémica caracterizada por la aparición de una úlcera indolora o chancro en el lugar de inoculación. El *Treponema Pallidum* es el agente causal. La mayoría de los casos se adquiere por contacto sexual, aunque también por transmisión vertical de la madre al feto o al recién nacido.

Con el fin de detectar casos de secundarismo o terciarismo luético es preciso realizar rutinariamente a los inmigrantes de riesgo una prueba reagínica (VDRL o RPR) que ha de confirmarse con otra treponémica (FTA-Abs, TPHA) ya que los falsos positivos de las primeras son frecuentes y producidos por otras espiroquetas como las causantes del bejel, la pinta y la frambesia, endémicas en algunos países. Todo paciente recién diagnosticado de sífilis debe realizarse la prueba de detección de VIH (y viceversa).

Existen muy pocos datos acerca de la infección por Treponema sp. en inmigrantes en España, siendo en general la prevalencia superior a la población autóctona.

1.2.- HERPES GENITAL

Es la ITS más frecuente que cursa con úlcera. Es una enfermedad crónica y contagiosa, provocada por el *virus herpes simple* (VHS). Existen dos tipos: VHS-1 y VHS-2, dependiendo de su composición genética y antigénica. Ambos son responsables de las infecciones genitales.

1.3.- CHANCRO BLANDO O CHANCROIDES.

Es una infección de transmisión sexual causada por el bacilo gran negativo *Haemophilus ducreyi* que se manifiesta como una úlcera genital dolorosa, con exudado purulento y que puede acompañarse por adenopatías inguinales unilaterales. Es raro en países desarrollados.

1.4.- LINFOGRANULOMA VENÉREO.

Enfermedad infectocontagiosa crónica, producida por ciertos serotipos de Chlamydia Trachomatis que afectan al sistema linfático Suele producir una úlcera no dolorosa en el glande y la cara interna de los labios menores. Posteriormente, aparecen adenopatías que evolucionan a bubones que se fistulizan, de forma similar a las adenopatías tuberculosas. Las manifestaciones tardías más frecuentes son la formación de abscesos, fístulas, estenosis y esclerosis en la región anorrectal. Es endémico en algunos países cálidos y poco frecuentes en el resto del mundo.

1.5.- GRANULOMA INGUINAL O DONOVANOSIS.

Enfermedad crónica causada por *Calymmatobacterium granulomatis*, de evolución lenta y poco contagiosa. Cursa con un nódulo que progresa a una úlcera serpinginosa de bordes elevados con base friable y granulosa. El dolor y las adenopatías son raros. En varones, suele afectar a pene, glande y escroto; en mujeres, labios menores y área perigenital. Las manifestaciones extragenitales ocurren en el 5% de los casos, por diseminación hematógena o linfática. Las lesiones se han relacionado con carcinoma escamoso. Es endémica aunque poco frecuente en países tropicales y semitropicales.

2.- URETRITIS/CERVICITIS

La uretritis es una inflamación de la uretra con emisión de material mucopurulento, escozor y/o dolor al orinar, al tener relaciones sexuales o espontáneamente. La cervicitis se define como exudado mucopurulento endocervical y hallazgo de leucocitos en el Gram endocervical. Se manifiesta con dolor y ardor en la penetración o espontáneamente y un aumento de flujo amarillo-verdoso. Las infecciones asintomáticas en hombres y mujeres son frecuentes.

Dependiendo de su etiología se clasifican en gonocócicas (UG) y no gonocócicas (UNG), siendo estas últimas causadas por *Chlamydia trachomatis*, *Ureaplasma urealyticum*, mucho menos frecuente y *Trichomonas vaginalis* fundamentalmente.

3.- FLUJO VAGINAL ANORMAL

Las características principales de estas enfermedades son: aumento de flujo, picor e irritación vaginal y/o vulvar y mal olor vaginal.

Destacan la Candidiasis, la Tricomoniasis y la Vaginosis bacteriana. El germen más frecuente que lo origina es la *Gardnerrellas vaginalis.* Esta forma parte de la flora habitual de la vagina, que en determinadas circunstancias (más actividad sexual, promiscuidad o portadoras de DIU), aumentan produciendo vaginitis.

4.- MANIFESTACIONES MUCOCUTÁNEAS

4.1.- INFECCIÓN POR VIRUS DEL PAPILOMA HUMANO (VPH)/CONDILOMAS ACUMINADOS (CA)

Es la actualidad la ITS más frecuente, calculándose que el 15% de los adultos sexualmente activos está infectado, pero sólo el 1% tendrá la enfermedad, siendo el resto portadores asintomáticos. Los serotipos 6 y 11 van a ser los responsables del 90% de lo CA. Los serotipos de alto potencial oncogénico 16 y 18, cuando afectan a las mucosas se pueden asociar con carcinomas anogenitales

4.2.- MOLUSCOS CONTAGIOSOS

Infección benigna producida por un *Poxvirus,* autoinoculable, que afecta a niños, población adulta sexualmente activa y personas inmunodeprimidas. El contagio es directo o a través de toallas, ropas, etc.

5.- INFECCIONES PARASITARIAS

5.1.- PEDICULOSIS DEL PUBIS (LADILLAS)

El agente casual es el *Phthirius pubis* y la transmisión es casi siempre directa, aunque también a través de objetos y ropas.

5.2.- SARNA

El agente es el ácaro *Sarcoptes scabiei.* El contagio es directo, piel con piel, pero también a través de la ropa u objetos contaminados.

INFECCIONES DE TRANSMISION SEXUAL: IDEAS CLAVES

- La población inmigrante constituye un colectivo de alto riesgo para la adquisición y transmisión de ITS por ser una población joven sexualmente activa y por las situaciones de vulnerabilidad sociosanitaria en la que trabajan (prostitución) y viven (diferencias culturales, dificultades de acceso a los servicios...).

- Utilizaremos preferentemente una estrategia de manejo sindrómico de casos, basada en la identificación de síntomas y signos fácilmente reconocibles y la administración de tratamientos que incluyan a la mayoría de las posibles causas:
  1. Úlcera genital: sífilis, herpes genital, chancro blando, linfogranuloma venéreo y granuloma inguinal.
  2. Uretritis/cervicitis:Gonocócica y No gonocócica (Chlamydia trachomatis, Ureaplasma urealyticum).
  3. Flujo vaginal: candidiasis, tricomoniasis y vaginosis bacteriana.
  4. Lesiones cutáneo-mucosas: Virus del papiloma humano (VPH): condilomas acuminados y papilomas genitales y Molusco contagioso.
  5. Parasitaciones cutáneas: Pediculosis del pubis y Sarna o escabiosis.

2.4.- INFECCIÓN POR HIV-SIDA

CARACTERÍSTICAS DIFERENCIALES DE LA INFECCIÓN VIH-SIDA EN INMIGRANTES

La probabilidad de que un inmigrante esté infectado por VIH depende de las conductas de riesgo del individuo, más que de la prevalencia de infección en la población general de su país de procedencia. A nivel mundial, más del 90% de las infecciones por VIH se han adquirido por vía sexual, mientras que en nuestro país el mayor porcentaje han adquirido la infección por el uso compartido de material de inyección de uso para drogas parenterales.

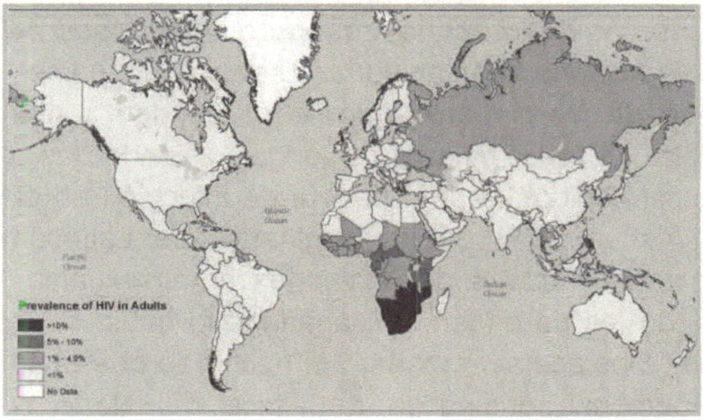

La prevalencia según las zonas mundiales es variable y oscila entre el 8,8% en el África subsahariana y el 0,6% de América latina y Europa del este. En cuatro países del África meridional (Botswana, Lesotho, Swazilandia y Zimbabwe) se estima que más del 30% de la población adulta está infectada por VIH. Los casos de SIDA declarados en extranjeros alcanzaron el 14,5% en 2006 y el 17,8% en la primera mitad del 2007, el 66% de estos casos son personas procedentes de países en desarrollo, principalmente de África.

En los últimos años estamos asistiendo a un aumento del número de casos de SIDA diagnosticados en población inmigrante. Este hecho, unido al descenso del diagnóstico en población local, está haciendo que cada año el porcentaje de casos de SIDA diagnosticados en España que corresponden a inmigrantes sea mayor. En general se asume que la prevalencia de infección se relaciona directamente con el país de origen, en la siguiente imagen observamos el porcentaje de casos por comunidad autónoma.

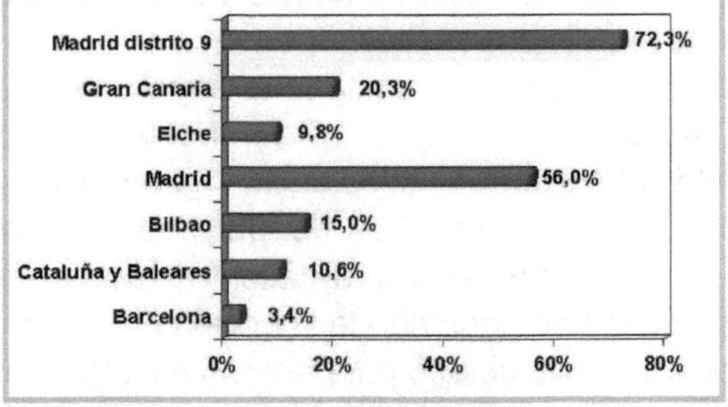

Las características **diferenciales respecto a los casos de SIDA** en la población autóctona abarcan varios aspectos. En primer lugar, los **mecanismos de transmisión** implicados tienden a reproducir la epidemiología de sus países de origen, siendo los contactos sexuales no protegidos la principal vía de infección en el colectivo inmigrante. Así, el 46% de los originarios de Latinoamérica se habían infectado a través de relaciones homosexuales, mientras que el 73% de los de origen subsahariano lo había hecho por vía heterosexual. Destaca sin embargo el hecho de que el 41% de los casos en personas originarias de África del Norte se habían infectado a través del uso de drogas por vía parenteral, mecanismo que es poco común en los países de origen pero sí es frecuente en España. Este dato sugiere que muchas de las conductas de riesgo para la infección se adquieren en nuestro país y apoyan la hipótesis de que al menos el 25% de las personas de nacionalidad extranjera diagnosticadas de SIDA se han podido infectar durante su estancia en España, manifestando que la situación de vulnerabilidad socioeconómica, cultural y afectiva de la población inmigrante al llegar a España es un importante factor de riesgo para la infección por el VIH. De este modo, la probabilidad de que un inmigrante concreto esté infectado por el VIH dependerá no sólo de la prevalencia de la infección en la población general de su país de procedencia sino también de las prácticas de riesgo para la infección que haya tenido previamente o tenga en la actualidad.

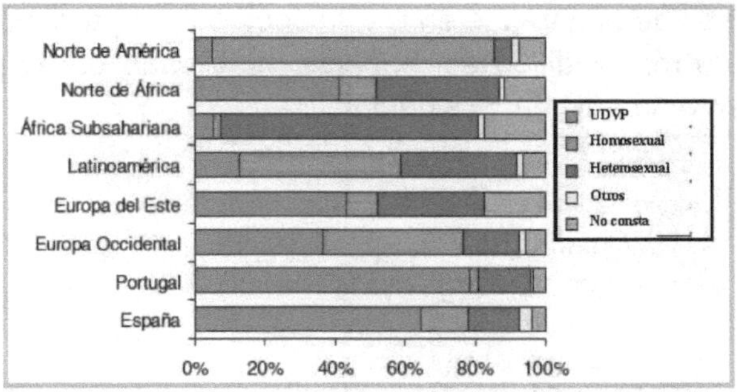

En lo que respecta a la trasmisión vertical, mientras que en España se ha reducido notablemente el número de casos de infección neonatal en los últimos años, las cifras se mantienen similares en población inmigrante, lo que traduce probablemente una menor asistencia prenatal en este colectivo.

En segundo lugar, la **TBC fue la enfermedad definitoria de SIDA** más frecuente en la población extranjera (excepto en los procedentes de los países de Europa Occidental y del Este) al igual que en la población autóctona española (enfermedad definitoria en el 28,8% de los casos diagnosticados entre 2000-2005 en nacidos en España). El porcentaje de casos que presentaron TBC como enfermedad diagnóstica de SIDA en el período 1994-1999 osciló entre el 17% de los originarios de Europa del Este, el 30% de los latinoamericanos, alrededor de la mitad de los africanos y el 60% de los asiáticos. Estas elevadas cifras de coinfección hacen recomendable que en todo inmigrante en el que se diagnostique una TBC deba descartarse una infección asociada por VIH.

En tercer lugar, es necesario tener en **cuenta las principales manifestaciones clínicas** propias de la infección por el VIH en áreas tropicales y subtropicales. Dado que la mayoría de las infecciones oportunistas que aparecen a partir de determinados niveles de inmunosupresión se tratan de reactivaciones de infecciones adquiridas años atrás, es posible que el paciente inmigrante infectado por el VIH presente o debute con alguna de las complicaciones de la infección que son exclusivas o más frecuentes en los países de origen que en los de acogida y cuya clínica o curso puede, para mayor dificultad, haberse modificado por la presencia concomitante del VIH, tabla siguiente

• Mayor frecuencia: tuberculosis, leishmaniasis, enteritis por *Isospora belli*, sarna, micosis sistémicas (penicilosis, histoplasmosis, criptococosis), sarcoma de Kaposi.
• Mayor gravedad: E de Chagas (América Central y del Sur), amebiasis (encefalitis granulomatosa), *Strongylodies stercolaris* (hiperinfestación), infecciones por enterobacterias, sarampión (en ocasiones sin rash).
• Dermatitis papular eosinofílica (africanos).
• Tumor de células escamosas de conjuntiva (africanos).

Tabla1. Manifestaciones clínicas propias de inmigrantes con infección por el VIH

En cuarto lugar, el **retraso diagnóstico de la infección por el VIH es mayor en inmigrantes** que en autóctonos. En los datos del Registro Nacional de Casos de SIDA, aproximadamente el 70% de los casos en inmigrantes procedentes de países de baja renta se diagnosticaron simultáneamente, o con una diferencia inferior a un mes, de SIDA y de infección por el VIH, mientras que este porcentaje fue del 35% en autóctonos. Este hecho apunta a un peor acceso al sistema sanitario y/o un inadecuado índice de sospecha por parte de los profesionales sanitarios, y por tanto, un diagnóstico y tratamiento más tardío. Para aumentar la precocidad del diagnóstico de la infección por el VIH/SIDA es importante recordar aquellas situaciones clínicas (Tabla 2) y/o epidemiológicas (Tabla 3) que deben sugerirnos esa posibilidad.

- Adenopatías generalizadas.
- Candidiasis orofaríngea.
- Diarrea crónica persistente más de un mes.
- Herpes zóster recurrente.
- Herpes simple muco-cutáneo extenso o atípico.
- Varicela (en africanos).
- Sarcoma de Kaposi (nódulos rojo-violáceos en piel y/o paladar).
- Neumonías de repetición (2 episodios o más en un año).
- Linfopenia y/o trombopenia no filiadas.
- Síndrome constitucional y/o fiebre prolongada sin causa justificada.

Tabla 2. Situaciones clínicas sugestivas de infección por VIH

- Presencia actual o previa de:
  - Consumo de drogas vía parenteral.
  - Relaciones sexuales no protegidas (homo, bi o heterosexuales).
  - Prostitución (femenina o masculina).
  - Travestismo.
- Enfermedades de transmisión sexual, serologías positivas para sífilis o VHB.
- Transfusiones sanguíneas anteriores a 1986 (en España) o a cualquier fecha (en los países de baja y mediana renta).
- Procedencia de un país con elevada prevalencia de VIH en la población general.
- Diagnóstico de tuberculosis pulmonar o extrapulmonar.

Tabla 3. Situaciones epidemiológicas sugestivas de infección por VIH

En inmigrantes, al igual que para el resto de la población, es necesario solicitar el consentimiento informado previo a la realización de la prueba, debiendo rechazarse el cribado indiscriminado. Así mismo, es preciso asegurar la confidencialidad y el anonimato y proporcionar a los casos con resultados positivos la posibilidad de una asistencia adecuada en un centro especializado. El test de detección de HIV debería proponerse a los inmigrantes del África Subsahariana por la alta proporción de casos en estas regiones.

Por último, recordar que los inmigrantes procedentes de África Occidental, India y Portugal pueden estar infectados por el VIH-2, aunque en la mayoría de los laboratorios de referencia la realización de un ELISA para VIH detectará la presencia de cualquiera de los dos retrovirus, 1 y 2. El VIH-2 es un virus menos transmisible que el

VIH-1 debido principalmente a que los pacientes infectados por el VIH-2 presentan cargas virales más bajas que los portadores de VIH-1, lo que se ha relacionado también con una progresión a SIDA más tardía. Las manifestaciones clínicas, una vez alcanzado un grado de inmunosupresión similar, son idénticas a las del VIH-1 y la coinfección por ambos virus no es infrecuente.

Ideas Claves: VIH/SIDA EN INMIGRANTES

- Un porcentaje creciente de los nuevos diagnósticos de VIH se realizan en inmigrantes.
- Se recomienda la realización de serología VIH1-2, especialmente en inmigrantes procedentes del África subsahariana, así como a todo sujeto diagnosticado de tuberculosis.
- En torno al 25% de los inmigrantes afectados por el VIH adquirieron la infección ya en España, por lo que desde el punto de vista de Salud Pública, es preciso adaptar las medidas preventivas a las peculiaridades y necesidades de cada colectivo étnico.
- El diagnóstico de infección por VIH se realiza más tardíamente en inmigrantes que en población local, lo que retrasa su acceso tratamientos específicos, lo cual empeora la capacidad de prevención a nivel poblacional.
- Es necesario que los profesionales de Atención Primaria mantengan un alto índice de sospecha clínica y epidemiológica, teniendo en cuenta las prevalencias en los distintos países de origen e incluyendo sistemáticamente en la anamnesis la investigación de conductas de riesgo para la adquisición de la infección.

2.5.- LEPRA

Se estima que actualmente hay alrededor de tres millones de personas afectadas de discapacidades por la lepra. Aunque es una realidad la disminución mundial de esta endemia, la lepra continúa siendo uno de los graves problemas de salud en la mayoría de los países de África, Asia y América Latina. Según datos de la OMS durante 2006 se estima una prevalencia de 219.826 casos. Solamente 6 países (Brasil, República Democrática del Congo, Madagascar, Mozambique, Nepal y Tanzania) tienen una prevalencia mayor de 1 caso por 10.000 habitantes (cifra considerada como endemia) y representan más del 80% de los nuevos casos anuales. No obstante, durante el año 2005, 17 países declararon más de 1.000 nuevos casos. En España, en el año 2002 existían 185 casos prevalentes (125 en Andalucía) y se declararon 7 nuevos casos (3 en Andalucía). El aumento notable en los últimos años de inmigrantes subsaharianos procedentes de países con endémicos sugiere la posibilidad de aparición de más casos.

Para saber más:

La definición de lepra de la OMS es: «persona que tenga uno o más de los siguientes síntomas: lesión eritematosa o hipocrómica con pérdida de sensibilidad, afección de nervios periféricos con engrosamiento y frotis cutáneo positivo a *M. leprae*». Se sospechará ante la detección de lesiones dérmicas anestésicas, mononeuritis múltiple, pérdida de la cola de las cejas y lesiones oculares (queratitis e iridociclitis).

Su poder patógeno es escaso y la inmunocompetencia del huésped la hace poco contagiosa, pues sólo del 3 al 6% de las personas en contacto íntimo con los enfermos multibacilares contraen la enfermedad. La lepra importada no supone un riesgo importante para la población autóctona, aunque se debe valorar cuidadosamente a las personas que convivan con los enfermos.

El retraso en el diagnóstico se relaciona de forma muy significativa con la discapacidad por lo que es importante realizar un diagnóstico temprano que permita instaurar un tratamiento rápido evitando las secuelas y el riesgo de contagio. El tratamiento está estandarizado según las recomendaciones de la OMS y actualmente se utiliza la poliquimioterapia para evitar la aparición de resistencias del M. leprae. Las drogas empleadas son: rifampicina, clofazimina, dapsona y fluorquinolonas. La quimioprofilaxis a los contactos estrechos con dapsona no está establecida.

La mejor medida de control parece ser la búsqueda activa de casos y ante la detección de alguno valorar el riesgo epidemiológico en sus familiares.

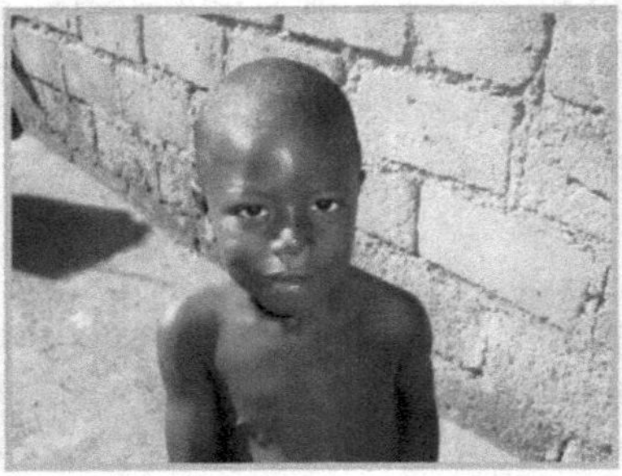

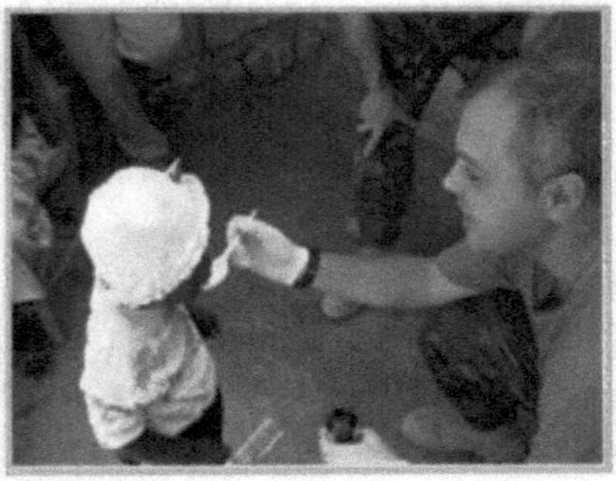

Capítulo IV: ENFERMEDADES INFECCIOSAS IMPORTADAS II. ENFERM. TROPICALES Y EXÓTICAS

Las enfermedades tropicales o exóticas son poco frecuentes en España y no entrañan un gran riesgo para la salud pública ya que son difícilmente transmisibles al resto de la población del país de acogida. La posibilidad de transmisión de patógenos importados por los inmigrantes al resto de la comunidad es pequeña, por las propias características de la enfermedad y por las condiciones sanitarias y de salud pública existentes en España.

Generalmente, su mortalidad es escasa, a excepción de unas pocas, como el paludismo, pero algunas otras, como la filariasis, la esquistoscmiasis, la leishmaniasis o la tripanosomiasis americana (enfermedad de Chagas), pueden ser invalidantes.

Las entidades más frecuente observadas en el inmigrante subsahariano en nuestro país son las ***geohelmintosis,*** las ***filariosis*** y las ***esquistosomosis.*** Por otro lado, en el inmigrante de América Latina, exceptuando algunas geohelmintosis, los principales problemas están relacionados con la ***enfermedad de Chagas*** y la ***neurocisticercosis*** También señalaremos que la malaria es una enfermedad infrecuente en el inmigrante recién llegado pero no así en el inmigrante que regresa a su país.

Destacamos como en un número importante de casos, las parasitosis se detectan mediante cribado en ***inmigrantes asintomáticos,*** paucisintomáticos o en los que se observan algunas alteraciones en los exámenes complementarios (especialmente eosinofilia y microhematuria).

PALUDISMO O MALARIA

El paludismo o malaria es una enfermedad potencialmente mortal frecuente en muchas regiones tropicales y subtropicales. La OMS estima que en 2010 se produjeron 216 millones de casos y murieron

655.000 personas, la mayoría niños de África. Actualmente es endémica en más de 100 países.

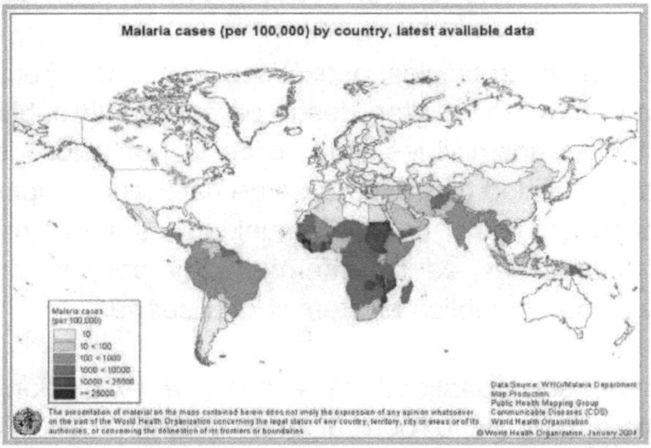

Está causado por protozoos del género Plasmodium y trasmitidas por la hembra del mosquito Anopheles. Existen más de 400 especies del mosquito pero solo 40 son vectores eficientes de la enfermedad.

Las especies de Plasmodium implicadas en el paludismo humano son: P falciparum, P vivax, P ovale y P malariae; de ellos P falciparum y P vivax causan el 95% de las infecciones en el ser humano. La forma más grave es el P. falciparum (África Subsahariana) que causa malaria cerebral, el P. vivax y el P. ovale producen formas más leves pero pueden causar recurrencias en intervalos a los 2 y a los 5 años, respectivamente. El reservorio son los humanos, el vector es el mosquito (Anopheles) y el vehículo de transmisión la sangre.

Los cuatro tipos de malaria humana presentan síntomas muy similares y el patrón febril de los primeros días de la infección es muy similar al de otras enfermedades bacterianas, virales o parasitarias. Por este motivo, toda fiebre en pacientes procedentes de zonas endémicas debe considerarse como paludismo mientras no se demuestre lo contrario. Las manifestaciones clínicas se caracterizan por acceso febril, esplenomegalia y anemia. El diagnóstico se realiza mediante la demostración del agente etiológico por gota gruesa y extensión.

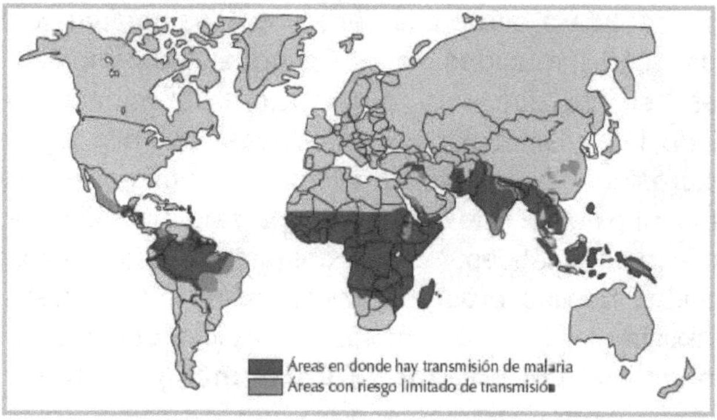

En Europa, el paludismo autóctono no existe, excepto en algunas zonas rurales de Turquía, y los casos importados han emergido por el aumento de los viajes a zonas endémicas y por el aumento de la inmigración. Cada año se notifican entre 10.000-12.000 casos importados, con una tasa bruta de 2-3 casos/100.000 habitantes. En los últimos años, en la Unión Europea se ha notificado un número elevado de casos en varios países: Francia, Reino Unido, Italia, Alemania. Entre 1995 y 2005 se declararon un total de 97.683 casos de malaria importada en Europa, con un incremento progresivo con los años, pasando de 5.000 a 14.000 casos/año, debiéndose este incremento en gran medida a la inmigración.

La frecuencia de malaria en inmigrantes es muy variable, dependiendo del origen y características de los inmigrantes estudiados: desde el 58% (79% en niños) en refugiados procedentes del Sudeste asiático en EE.UU. hasta el 5-10% en inmigrantes etíopes en Israel. El 4,2% de los inmigrantes atendidos en una Unidad de Medicina Tropical en Cataluña (28) y el 13% (41% de los niños y el 10% de los adultos) de los inmigrantes procedentes de África Subsahariana atendidos en el Hospital Ramón y Cajal de Madrid tenían malaria.

En las personas que han vivido en zonas endémicas de paludismo (como son una parte importante de la población inmigrante) la exposición repetida a diferentes cepas de *Plasmodium* confiere un estado de semiinmunidad que, aunque no impide nuevas infecciones, sí produce una disminución del número y de la gravedad de las crisis palúdicas sucesivas; por ello es frecuente que la expresión clínica del paludismo en inmigrantes sea más atenuada o atípica, o que presenten parasitemias de alto grado totalmente asintomáticas. No obstante, este estado de semiinmunidad declina progresivamente al residir en áreas en las que no exista transmisión malárica. Adicionalmente **niños y embarazadas pueden presentar formas más graves**, por lo que en inmigrantes pertenecientes a estos dos grupos se recomienda rutinariamente realizar un estudio de sangre periférica aunque se encuentren asintomáticos.

Como decíamos anteriormente, en los últimos años, la población inmigrante que vuelve a su país durante las vacaciones o para visitar a amigos y/o familiares tras un período de residencia en zonas no palúdicas (los denominados «VFR» *[visiting friends and relatives]*) han emergido como un grupo de alto riesgo para la adquisición de paludismo, especialmente aquéllos con estancias prolongadas fuera de áreas no endémicas y sus hijos (muchos de éstos de segunda generación que nunca han residido en áreas de transmisión palúdica). Ello es debido a varios factores, entre los que cabe destacar la disminución del estado de semiinmunidad frente a *Plasmodium* tras abandonar áreas endémicas (estimado en 3-5 años), la realización de viajes a zonas y en condiciones de mayor riesgo que los viajeros no inmigrantes, a la sensación de «falsa seguridad» por haber vivido previamente en las áreas a visitar, lo que se traduce en una menor percepción de riesgo y, consecuentemente, en una menor adopción de medidas sanitarias recomendadas (protección frente a picaduras de insectos y quimioprofilaxis palúdica). Por este motivo a los inmigrantes que vuelvan a su país en condición de visita temporal, se les ha de considerar como viajeros y han de recibir las mismas consideraciones en cuanto a consejos y profilaxis que ellos.

PREVENCION DE LA MALARIA EN VIAJEROS

Como comentábamos es importante insistir en que todos los inmigrantes que retornan a su país, y este es un área con trasmisión de malaria deben tomar precauciones contra la enfermedad.

La estrategia de prevención descansa fundamentalmente en lo que podríamos denominar el "ABC" de la protección contra la malaria:

1.- Informar al viajero inmigrante de esta enfermedad, de los riesgos particulares de su adquisición durante el viaje, del período de incubación, de cómo se manifiesta y lo importante que es un diagnóstico y tratamiento a tiempo que evite la aparición de las complicaciones. **(Educación Sanitaria**).

2.- Usar medidas barreras que limiten las picaduras de vectores.

3.- Tomar la quimioprofilaxis de manera adecuada.

4.- La posibilidad de autodiagnosticarse y autotratarse en casos concretos.

Para saber más:

Las zonas de procedencia determinarán las especies de *Plasmodium* que con más frecuencia se diagnostiquen. En España se declaran anualmente unos 300- 400 casos de paludismo importado, de los cuales entre un 30-40% son en personas inmigradas. La mayoría de los casos se adquirieren en África subsahariana (especialmente de Guinea-Ecuatorial) y la alta tasa de incidencia de malaria por *P. falciparum* en esta zona hace que ésta sea la especie más frecuentemente encontrada.

Las parasitaciones mixtas son frecuentes en inmigrantes, especialmente en niños. En la serie del Hospital Ramón y Cajal, P. falciparum fue la especie más frecuentemente diagnosticada (59%), seguida de P.vivax (9%), P. malariae (8%) y P. ovale (7%). El 3% de los paludismos en el grupo pediátrico fueron producidos por infecciones mixtas.

En otros países como Gran Bretaña, con un número importante de inmigrantes procedentes del subcontinente indio, el número de infecciones por *P.vivax* es mucho mayor. *Plasmodium vivax* es la segunda especie en frecuencia causante de malaria en los pacientes diagnosticados en Europa. La red *"TropNetEurop surveillance"* ha monitorizado la importación de malaria por *P. vivax* en Europa desde 1999 a 2003 y ha registrado 4.801 casos de malaria importada, 618 (12,9%) atribuidos a *P. vivax*; éstos procedían en un 60% de los casos de las siguientes regiones, por orden descendente: subcontinente indio, Indonesia, Sudamérica, África del oeste y del este.

PARASITOSIS INTESTINALES

Los parásitos intestinales patógenos son endémicos de países tropicales y subtropicales aunque se pueden encontrar en todas las áreas geográficas. Son más frecuentes, en general, en personas inmigradas que en autóctonas, encontrándose prevalencias en población inmigrante entre el 20 y 70% y siendo, en muchas ocasiones, la parasitación múltiple (hasta el 25% de la población en zonas endémicas o de alto riesgo). La prevalencia disminuye con el tiempo de estancia en el país receptor y, prácticamente, a los tres años de estancia no se encuentran helmintos. Los parásitos más frecuentemente encontrados en inmigrantes son: *Trichiuris trichiura, Ascaris lumbricoides, Giardia lamblia, Uncinaria, Entamoeba histolytica, Strongyloides stercolaris, Enterobius vermicularis, Ankilostoma duodenale y Schistosoma sp.*

El 75%, 70% y 53% de los inmigrantes recién llegados a Israel, Canadá o EE.UU. respectivamente, albergaban algún parásito intestinal. Las parasitosis múltiples son frecuentes (35-50%) y los niños están parasitados con mayor frecuencia que los adultos (37% *vs* 10% en la serie del Hospital Ramón y Cajal).

La siguiente tabla muestra la distribución de las principales enfermedades parasitarias según el lugar de origen.

Parasitosis	Distribución geográfica
Entamoeba histolytica	Distribución mundial Zonas de alto riesgo: México, América del Sur, Sur y Oeste de África, Sudeste de Asia, Egipto, India y Nepal
Giardia lamblia	Distribución mundial, sobre todo en países con condiciones higiénicas deficientes
Isospora belli	Países tropicales y América del Sur
Schistosoma mansoni	África y América del Sur
Schistosoma japonicum	Japón y litoral asiático del Pacífico
Taenia saginata y Taenia solium	Distribución mundial
Trichuris trichura	Distribución mundial
Enterobius vermicularis	Distribución mundial
Strongyloides stercolaris	Países tropicales
Ascaris lumbricoides	Distribución mundial
Anchylostoma duodenale	Oriente medio y países mediterráneos
Necator americanus	América Central y del Sur y África tropical

Desde un ***punto de vista epidemiológico,*** las *geohelmintosis* son las parasitosis más frecuentes en el mundo, calculándose que aproximadamente 4.500 millones de personas están afectadas. La infección por *Ascaris lumbricoides* es cosmopolita, pero con una prevalencia más elevada en los países en vías de desarrollo del área tropical y subtropical. De cualquier forma, la prevalencia de esta infección es muy variable, dependiendo de la edad (predominio en niños) y de las diferentes regiones del país. Los casos declarados en España han sido escasos hasta el año 1999 (10-20 casos anuales) incrementándose notablemente desde esa fecha, probablemente por la influencia de la inmigración.

Las *uncinariosis* (ocasionadas por *Ancylostoma duodenale* y *Necator americanus)* son las helmintosis cuya prevalencia mundial es mayor. Su distribución es cosmopolita, aunque predominan en Asia (especialmente en China) y en África subsahariana. *Necator americanus* tiene una distribución más cosmopolita, mientras que *Ancylostoma duodenale* está restringido a áreas más concretas. La infección por uncinarias presenta, a diferencia de la ascariosis, un predominio en la edad adulta. En nuestro pais prácticamente sólo se ha descrito como enfermedad importada.

La infección producida por nematodos del género *Strongyloides* es prevalente en extensas áreas de clima tropical de Asia, África y América, disminuyendo a medida que las zonas geográficas se alejan del trópico. Las dos principales especies que parasitan a humanos son *S. stercoralis* y *S. fulleborni.* Se estima que entre ochenta y cien millones de personas que habitan zonas templadas del planeta se encuentran infectadas por *S. stercorais* *lim*itándose la infección por *S. fulleborni* a zonas de África y Papúa-Nueva Guinea. En España, es común tanto la descripción de estrongiloidosis autóctonas (particularmente en la Comunidad Valenciana) como de formas importadas.

Para saber más:

Ascaris lumbricoides y Trichuris trichiura penetran en el organismo por el consumo de formas infectivas del parásito presentes en agua o alimentos.

En la infección por Ascaris lumbricoides, en el intestino delgado, se liberan larvas que penetran en la pared intestinal y, por vía venosa alcanzan el hígado (en el que no ocasionan lesiones), continuando su recorrido hasta las cavidades cardíacas derechas y desde ellas hasta el lecho capilar pulmonar. Posteriormente atraviesan la barrera alvéolo-capilar y siguen un recorrido ascendente por bronquiolos, bronquios y tráquea hasta llegar a la faringe, siendo deglutidos y llegando de nuevo a intestino delgado, donde maduran hasta la forma adulta del parásito

La infección por Trichuris trichiura es más simple ya que los parásitos adultos, localizados en el intestino grueso, liberan huevos que cierran el ciclo biológico.

La infección por uncinaria y por Strongyloides stercoralis habitualmente sigue una vía diferente, penetrando las larvas filariformes a través de la piel, por contacto de los pies descalzos con la tierra. Las larvas acceden por vía venosa hasta las ramas de la arteria pulmonar, completando el proceso de forma similar a los otros helmintos intestinales. Una diferencia importante entre Strongyloides stercoralis y el resto de helmintos es su capacidad de reinfección desde el intestino.

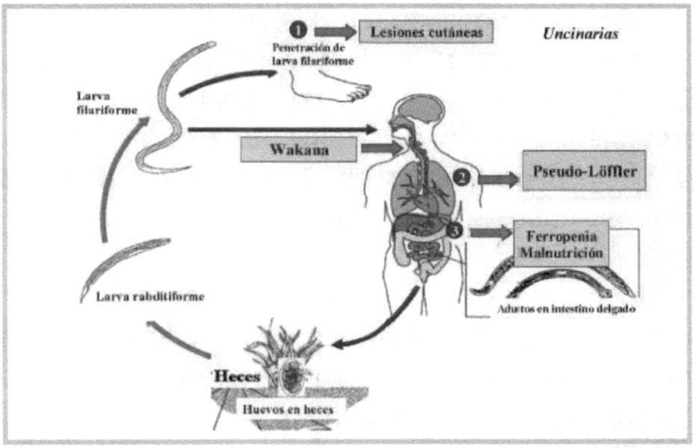

Generalmente no se trasmiten de persona a persona, aunque puede ocurrir en casos de déficit higiénico y hacinamiento. Es frecuente la infección subclínica en población adulta y también se pueden manifestar con variedad de síntomas clínicos (cutáneos, gastrointestinales, respiratorios, hematológicos) que pueden dificultar el diagnóstico.

Desde un punto de vista clínico, las uncinariosis cursan de forma clásica con cinco tipos de manifestaciones que corresponden a diferentes fases del ciclo vital del parásito: lesiones cutáneas (menos frecuentes que en la infección por otros tipos de Ancylostoma), pseudosíndrome de Loffler (por el tránsito transpulmonar), el síndrome de Wakana (por la emigración a través del tracto respiratorio superior), anemia ferropénica y malnutrición (por afectación de la región duodenal).

La infección clásica por Ascaris lumbricoides puede manifestarse de tres formas: un síndrome de Loffler (por el paso transpulmonar), la expulsión de gusanos adultos (por boca o ano) y diversos síndromes obstructivos (intestinal, vía biliar y páncreas). Finalmente, las manifestaciones clásicas de la infección por Trichuris trichiura son la colitis hemorrágica y el prolapso rectal.

En la infección por S. stercoralis en el sujeto inmunocompetente, la triada característica consiste en lesiones cutáneas (p. ej. larva cutánea currens, urticaria), molestias abdominales inespecíficas y eosinofilia. Sin embargo, en el paciente inrnunodeprimido (particularmente sometido a tratamiento esteroideo o coinfectado por HTLV-1) el cuadro clínico es el de una sepsis bacteriana con manifestaciones cutáneas, respiratorias y digestivas.

Es de destacar que la prevalencia de parásitos en población inmigrada disminuye con el tiempo de estancia en los países de destino, que sólo el 11% de inmigrantes con estudio de parásitos en heces positivo presentan sintomatología y que faltan datos para conocer el riesgo de desarrollar enfermedad en pacientes no tratados. Por esto, no se encuentra en la bibliografía científica un consenso sobre el beneficio del estudio coproparasitológico rutinario en inmigrantes asintomáticos, algunos autores recomiendan el cribado de parásitos intestinales (3 muestras) en inmigrantes recientes (1 año) provenientes de zonas tropicales. Una de las excepciones a lo referido anteriormente la constituye la Taenia solium, que puede sobrevivir durante años en el tubo digestivo del infestado, excretando huevos, que una vez ingeridos (en la manipulación de alimentos) pueden producir casos de neurocisticercosis en la población autóctona.

El diagnóstico de las parasitosis intestinales implica mantener un alto índice de sospecha dada la clínica inespecífica que presentan la mayoría de estas infestaciones. El cribado del inmigrante debe incluir un examen parasitológico de heces para detectar huevos, larvas o quistes. La ecografía y la endoscopia son de utilidad para diagnosticar las complicaciones hepatobiliares, pancreáticas y la obstrucción intestinal por *A. lumbricoides*

La presencia de anemia y/o eosinofilia nos debe alertar de la posibilidad de una helmintiasis intestinal. *Strongyloides stercoralis* es de todos los nematodos intestinales el más difícil de diagnosticar, pero la importancia del diagnóstico se hace evidente por la posibilidad de que los afectados puedan desarrollar un cuadro de hiperinfestación en presencia de estados de inmunosupresión que puede ocurrir incluso años después del proceso migratorio de la persona, debido a la capacidad de autoinfestación de *S. stercoralis*. (para el diagnóstico de estrongiloidosis es preciso el empleo de técnicas especificas,p. ej. técnica de Baermann o cultivo en placa de agar sangre o Mueller-Hinton).

El tratamiento de elección de las geohelmintosis es simple siendo los fármacos de elección los siguientes: albendazol en las uncinariosis e infecciones por Ascaris lumbricoides, mebendazol en la infección por Trichuris trichiura e ivermectina en las estrongiloidosis.

[2]PAUTA DETECCIÓN/TRATAMIENTO PARASITOS EN HECES
(Guía Básica de Atención a Inmigrantes Consejería de Salud Andalucía)

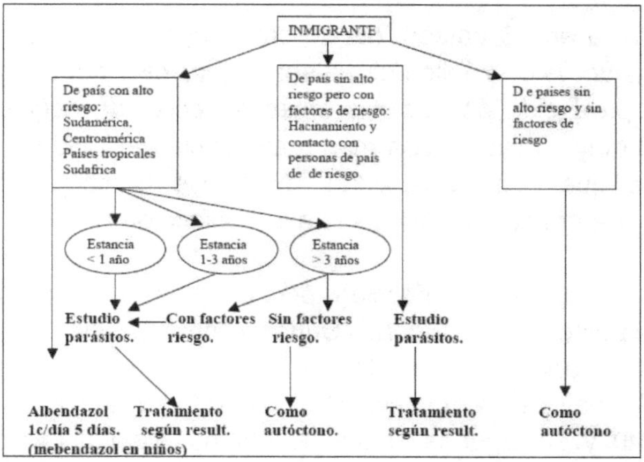

PARASITOSIS INTESTINALES: IDEAS CLAVES

- La prevalencia de parasitación intestinal disminuye con el tiempo de estancia en el país receptor, y los helmintos prácticamente no se encuentran a los tres años de estancia (excluyendo el Strongyloides stercoralis).
- Los niños están parasitados con mayor frecuencia que los adultos y las parasitaciones múltiples son frecuentes.
- En países con buen saneamiento de aguas, como España, la transmisión fecal-oral de los parásitos que se transmiten por esta vía es muy improbable.
- La transmisión de geohelmintos precisa de unas determinadas condiciones climáticas presentes en regiones tropicales y subtropicales

ESQUISTOSOMIASIS O BILHARZIOSIS

La esquistosomiasis es una infección por trematodos del género *Schistosoma* que afecta a más de 200 millones de personas en todo el mundo y que causa de 300.000 a 500.000 muertes cada año. La infección se transmite en África, América latina, Oriente Medio y Asia, siempre en aguas infectadas de ríos o lagos donde habitan los huéspedes intermediarios de la enfermedad, que son diversas especies de caracoles adaptados a las diversas especies del género *Schistosoma.*

Es endémica en 76 países, donde constituye uno de los mayores problemas de salud pública en países tropicales y subtropicales. La infección producida por las diferentes especies de esquistosomas afecta en mayor grado y con más prevalencia a individuos jóvenes. A medida que avanza la edad, disminuye la carga parasitaria individual y aumenta la resistencia a la reinfección.

De forma general, la infección por *S.* mansoni tiene lugar en muchos países de África, Sudamérica (Brasil, Surinam y Venezuela), varias islas del Caribe (incluyendo Puerto Rico, Santa Lucía, Guadalupe, Martinica, República Dominicana, Antigua y Montserrat) y en algunas zonas de Oriente Medio. Las áreas de infección por *S.* haematobium incluyen una gran parte de África continental e insular (Madagascar e Islas Mauricio), Arabia Saudí y la provincia del Khuzestan en Irán. La distribución de la infección por *S.* japonicum es más limitada y comprende varias zonas de China (regiones próximas al río Yangtze, las zonas de lagos de la zona central y áreas montañosas de Sichuan y Yunnan), Filipinas e Indonesia (zona central de Sulawesi). Las otras dos formas de infección por esquistosoma son de distribución muy limitada: *S.* intercalatum en la zona central de África (principalmente Gabón, Camerún y Zaire, con focos aislados en Nigeria, Rep C. Africana, Chad y Burkina Faso) y *S.* mekongi en Laos y Camboya. En España no existe como enfermedad autóctona, entre otros factores por la ausencia de hospedadores intermediarios adecuados.

Los gusanos adultos del *Mansoni* viven hasta 25 años en el huésped por lo que se pueden diagnosticar mucho tiempo después de haber salido de la zona endémica.

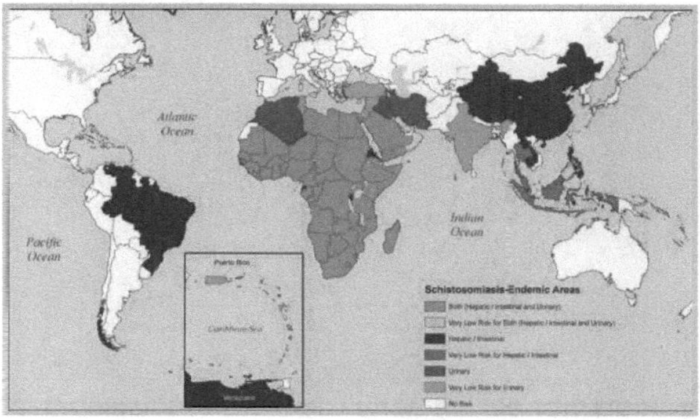

Es una enfermedad de creciente importación en Europa tanto por inmigrantes como por viajeros a zonas endémicas. La red de vigilancia de enfermedades infecciosas importadas en Europa, describió 333 casos declarados de esquistosomiasis en su informe de 2007, incluyendo inmigrantes, viajeros e inmigrantes que visitaban sus países de origen. La mayor parte de las infecciones se adquirieron en África; 92 casos se debían a *S. haematobium* y 130 a *S. mansoni.* En España es una infección importada en aumento en la que tanto inmigrantes como viajeros contribuyen al incremento de su incidencia.

Para saber más:
Se sabe de cinco especies de esquistosomas que afectan al ser humano: *S. haematobium, S. mansoni, S. japonicum, S. mekongi* y *S. malay.* De todos ellos solamente el primero *(S. haematobium)* produce la esquistosomiasis urinaria y es endémico en África y zonas de Oriente Próximo, mientras que los otros depositan sus huevos en el sistema digestivo. Al no existir los huéspedes intermediarios en nuestro país, no puede existir transmisión por parte de los infectados.

La penetración de las larvas infectadas se produce a través de la piel produciendo una erupción papular pruriginosa. Después de la penetración, entra al torrente sanguíneo y migra a través de los pulmones situándose en el plexo venoso que drena los intestinos o la vejiga.

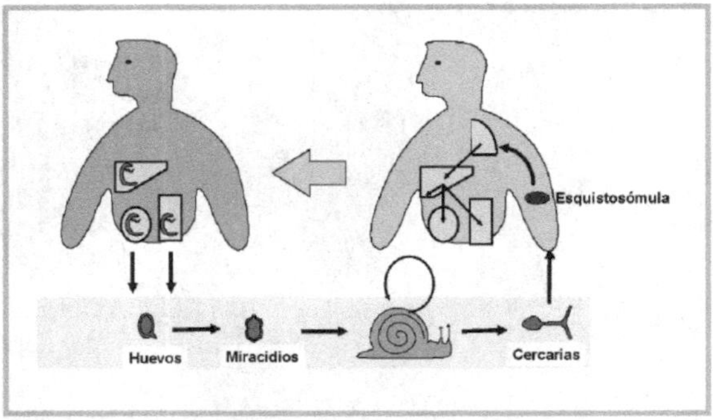

Las **manifestaciones clínicas** de las esquistosomosis pueden clasificarse en dos fases: fase aguda y fase crónica. Las dos principales manifestaciones clínicas agudas son la dermatitis por cercarias (debidas a la reacción inflamatoria a la penetración cutánea) y el síndrome de Katayama (fiebre, urticaria, tos, eosinofilia), consecuencia de la respuesta sistémica a productos parasitarios. Las manifestaciones crónicas más frecuentes son la afectación hepatoesplénica en forma de hipertensión portal presinusoidal (en la infección por *S.* mansoni) y la afectación del tracto genitourinario (en la infección por *S.* haematobium).

El ***diagnóstico*** clásico de esquistosomosis se basa en la detección de huevos con características morfológicas típicas en heces u orina. En los últimos años se han desarrollado técnicas serológicas y de biología molecular que pueden ser de ayuda en ausencia de la detección de huevos

.

La base del ***tratamiento*** de las esquistosomosis es el empleo de praziquantel En la esquistosomosis aguda (fiebre de Katayama) el praziquantel es menos eficaz, siendo preciso el empleo de derivados del quingaoshu y corticoides.

ESQUISTOSOMOSIS: IDEAS CLAVES

- En nuestro medio, la esquistosomiasis es una infección crónica que predomina en inmigrantes africanos y que puede ocasionar dos síndromes clínicos bien definidos:
    1. Síndrome urogenital, debido a Schistosoma haematobium, que puede manifestarse como hematuria terminal, calcificaciones vesicales (visibles en la radiografía simple de abdomen), uropatía obstructiva con hidronefrosis, y/o infertilidad masculina y femenina, y que puede predisponer a la aparición de cáncer de vejiga. El diagnóstico se realiza por la demostración de huevos de morfología típica (con espolón terminal) en orina.
    2. Síndrome digestivo (afectación intestinal y hepatoesplénica), ocasionado por cuatro especies (fundamentalmente S. mansoni, aunque también puede ser debido a S. japonicum, S. mekongi y S. malayi). Puede manifestarse como dolor abdominal, diarrea crónica e hipertensión portal presinuscidal por fibrosis de los espacios porta. El diagnóstico se realiza por la demostración de huevos con morfología típica (con espolón lateral) en heces, y en ocasiones, mediante biopsia rectal o hepática, colonoscopia o ecografía (en los casos de fibrosis hepática).

LEISHMANIASIS

Son un grupo de enfermedades producidas por protozoos intracelulares del género *Leishmania*, con 3 formas clínicas mayores: visceral o Kala Azar, cutánea (localizada o Botón de Oriente y difusa), y mucocutánea. Cada año mueren, al menos,

50.000 personas de leishmaniasis, la segunda causa parasitaria de muerte tras la malaria.

Las leishmaniasis son zoonosis cuyo reservorios son animales domésticos y salvajes (roedores, cánidos, equinos y primates) que se transmiten al hombre mediante la picadura de insectos vectores, las moscas de la arena (pertenecientes a los géneros *Phlebotomus* en Europa, Asia y África y *Lutzomya* en América) y los individuos siguen siendo infecciosos para los flebotomos mientras existan parásitos en la sangre circulante o en las lesiones cutáneas.

Se trata de una enfermedad emergente por el desplazamiento de inmigrantes y turistas a zonas endémicas. Es endémica en 88 países de América Latina, Mediterráneo, Asia Central, Oriente próximo, Subcontinente Indio y África del Este (presente en todos los continentes, excepto Oceanía), con una población en riesgo de 350 millones de personas, estimándose que unos 12 millones de personas sufren leishmaniasis a nivel mundial y que se producen unos 2 millones de nuevas infecciones anuales, 500.000 de ellos de la forma Visceral. El 90% de los casos cutáneos se declaran en Irán, Afganistán, Siria, A. Saudí, Brasil y Perú. El 90% de los casos viscerales se declaran en Bangladesh, A. Saudí, India y Sudán.

La forma clínica depende de la especie de protozoo y de la respuesta inmunológica del huésped. Es importante su coinfección con el VIH.

Dado lo prolongado del período de incubación, la amplitud de su distribución geográfica y la multiplicidad de formas clínicas, la leishmaniasis debería incluirse siempre en el diagnóstico diferencial de los problemas de salud de la población inmigrante.

Para saber más:

Las formas clínicas son diferentes dependientes de la especie implicada. La lesión característica para **L. CUTÁNEA** es la de una pápula o nódulo **(Botón de Oriente)** en el lugar de inoculación que crece lentamente y puede desarrollar una costra central que puede caerse y ulcerarse. Puede curar gradualmente en meses o años, y dejar una cicatriz deprimida con la pigmentación alterada.

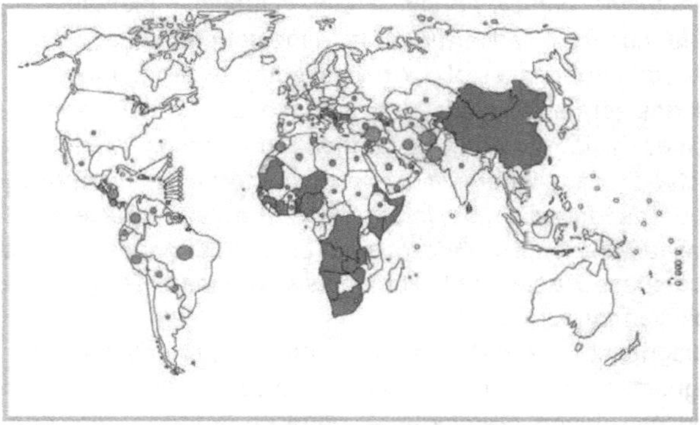

Con respecto a la **L. VISCERAL (Kala-azar)** clínicamente se caracteriza por fiebre (predominio nocturno), pancitopenia y esplenomegalia. Puede existir hepatomegalia, y puede haber adenopatías. En fases avanzadas, existe edema e hiperpigmentación cutánea (Kala-azar, "fiebre negra"). Los hallazgos analíticos fundamentales son pancitopenia e hipergammaglobulinemia con hipoalbuminemia. Además, se produce una importante elevación de los reactantes de fase aguda.

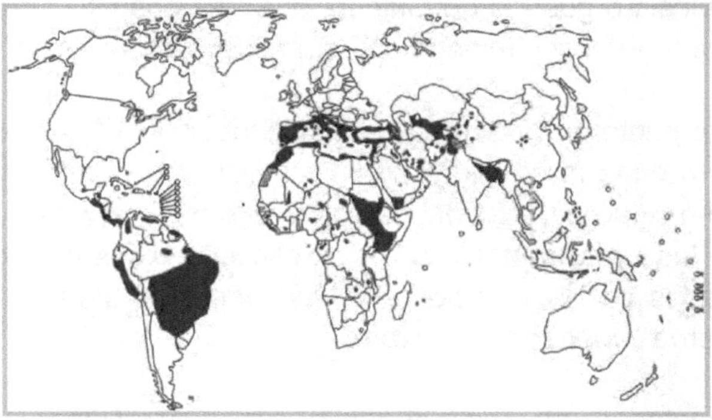

LEISHMANIAS: IDEAS CLAVES

- La leishmaniasis es una enfermedad infecciosa parasitaria, endémica en España, y con amplia extensión universal.
- Cursa frecuentemente con brotes epidémicos relacionados con desnutrición, cambios poblacionales o medioambientales.
- En la cuenca mediterránea la especie patógena es L. infantum, el reservorio habitual es el perro y el vector, el flebótomo.
- Las dos formas clínicas que produce L. infantum son la enfermedad cutánea y la visceral, pudiéndose dar casos menos frecuentes de afectación ganglionar exclusiva, y otras formas en inmunodeprimidos.
- Debe sospecharse una forma visceral ante un paciente con fiebre sin focalidad aparente y pancitopenia, o con adenopatías aisladas.
- Debe sospecharse una leishmaniasis cutánea ante pápulas o nódulos de evolución tórpida.
- El diagnóstico y el tratamiento son de carácter hospitalario.
- Diagnóstico por visualización tras biopsia/aspirado de médula ósea, ganglios, hígado. Serología. Aunque en la LV se considera diagnóstica también una serología positiva, si la clínica es compatible y persistente.
- Tratamiento: Anfotericina B liposomal 3 mg/kg IV los días 1-5, 14 y 21. Glucantime® 20mg/kg/día IV x 28 días.

FILARIASIS

Son enfermedades parasitarias producidas por nematodos que se transmiten a través de la picadura de artrópodos (a excepción de la dracunculosis o gusano de Guinea, que se transmite a través de la ingesta de agua contaminada con crustáceos copépodos).

Desde un punto de vista práctico, las filariosis se **clasifican en tres tipos**: **linfáticas** (producidas por *Wuchereria bancroftI* y *Brugia* sp.), **cutáneo-oculares** (ocasionadas por *Onchocerca volvulus* o *Loa-loa)* y **las mansonelosis** (de escasa expresividad clínica, relacionadas con la infección por *Mansonella perstans, Mansonella streptocerca* y *Mansonella ozzardi.*

Los nematodos adultos (denominados macrofilarias) viven en diversas localizaciones del organismo dependiendo de la especie (vasos linfáticos, piel, tejido conectivo o serosas), desde donde las hembras producen larvas (denominadas microfilarias) que viven en la piel o en los vasos sanguíneos. **Las más importantes en inmigrantes** son la ***Onchocerca volvulus* y la *Loa-loa*.**

La OMS estima que en el mundo hay 120 millones de personas infectadas por filarias linfáticas y 18 millones por filarias cutáneas. *Wuchereria bancrofti* se distribuye por África, Asia, América Latina, y Pacífico; *Brugia malayi* por el Sudeste asiático; *Loa loa* por África Central y del Oeste; *Mansonella perstans* por África tropical; *Mansonella ozzardi* por América del Sur; y *Onchocerca volvulus* por África y focalmente en América Latina. En las zonas endémicas de filariasis linfática se estima que un 10-50% de los hombres y hasta un 10% de las mujeres pueden estar afectados y la prevalencia no deja de crecer por la expansión del mosquito vector. No presentan ningún potencial epidémico en los países occidentales.

Es infrecuente en nuestro medio, salvo en emigrantes de África Occidental y Central. En Guinea Ecuatorial, la incidencia de parasitación por *L. loa* y *M. perstans* es del 27% y 63% respectivamente. En una serie del H Ramón y Cajal, más del 25% de los africanos estaban infectados, siendo la oncocercosis la más frecuente (17%), seguida de mansonelosis (8%), con parasitaciones mixtas muy frecuentes.

Para saber más:

La **filariasis cutánea** por excelencia es la producida por ***Onchocerca volvulus***. Es transmitida por la picadura de una mosca negra del género *Simulium*, es hiperendémica en África occidental y Central, donde se estima que existen más de 17 millones de personas infectadas, existiendo focos endémicos menores en Centro y Sudamérica (México, Guatemala, Venezuela, Colombia, Brasil y Ecuador) y Yemen.

Las macrofilarias viven en nódulos subcutáneos indoloros de hasta 5 cm de diámetro, rodeados de una cápsula fibrosa (oncocercomas), donde pueden sobrevivir hasta 17 años. Estos nódulos se localizan, en número de uno o varios, en las prominencias óseas de las cinturas pélvicas (África) o escapular (América), cabeza o tórax. Por su parte, las microfilarias se localizan en la piel, y son las responsables de las manifestaciones clínicas de la enfermedad al originar una reacción inflamatoria intensa tras su muerte y liberación de productos antigénicos, siendo la piel y el ojo los principales órganos diana. El período de incubación generalmente es de varios años, aunque las microfilarias pueden aparecer a los 3-15 meses tras la exposición. Las manifestaciones cutáneas se caracterizan por nódulos subcutáneos, prurito y envejecimiento de la piel (presbidermia). Ocasionalmente, el prurito intenso es la única manifestación de la enfermedad, y obliga a realizar el diagnóstico diferencial con la escabiosis.

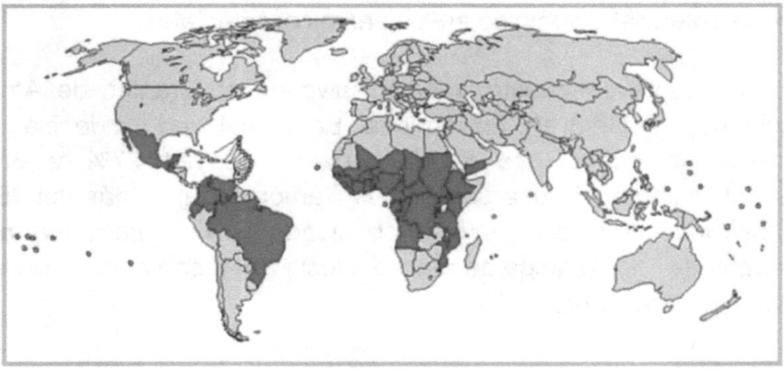

Distribución mundial de la oncocercosis

Aunque la sintomatología predominante de la oncocercosis es la cutánea, en inmigrantes procedentes de áreas de sabana puede originar una enfermedad ocular grave que provoca ceguera (la denominada «**ceguera de los ríos**»). Clínicamente puede afectar a todas las estructuras oculares (conjuntivitis, queratitis, coriorretinitis, neuritis óptica...) siendo característica la queratitis «punctata» provocada por el paso de microfilarias por la córnea (apreciable el examen ocular con lámpara de hendidura).

En la mayoría de estos pacientes existe eosinofilia, aunque su ausencia no debe excluir el diagnóstico. Éste se debe hacer mediante la demostración de microfilarias en la piel con la técnica del «pellizco cutáneo» (biopsia intradérmica y observación bajo microscopio con una gota de suero fisiológico). En su defecto, puede realizarse mediante la exéresis quirúrgica y estudio de los oncocercomas (en el que se visualizan los nematodos adultos enrollados formando un ovillo), mediante la observación de microfilarias en córnea (lámpara de hendidura) o mediante el test de Mazzotti (provocación de prurito y eritema tras la administración controlada de 50 mg de dietil-carbamacina).

El tratamiento de elección es, en la actualidad, la ivermectina (una dosis única de 150 ug/kg), que es microfilaricida pero tiene escaso efecto sobre las microfilarias, por lo que se debe repetir una nueva dosis cada 6-12 meses durante varios años.

La segunda filariasis cutánea por orden de importancia en inmigrantes es la ***Loa-loa,*** transmitida por la picadura de la mosca del mango (género *Chrysops*). Su distribución, más limitada que la oncocercosis, incluye los países de África occidental y central con su epicentro en el Golfo de Guinea.

Las macrofilarias del Loa Loa viven en el tejido subcutáneo sin formar nódulos encapsulados, mientras que las microfilarias lo hacen en la sangre, lo cual es útil para el diagnóstico. A diferencia de la oncocercosis, las macrofilarias son las responsables de las manifestaciones clínicas de la enfermedad, mientras que la mayoría de las complicaciones se deben a la respuesta inmunológica del huésped al parásito, antes o después del tratamiento.

El período de incubación es, habitualmente, superior al año, con un rango de 4 meses a 8 años. El principal dato clínico es la aparición de angioedemas transitorios (desde horas hasta días), indoloros y pruriginosos, denominados «edemas de Calabar», que se localizan habitualmente en las extremidades superiores y suelen acompañarse de eosinofilia intensa. Otro dato clínico característico es la migración de la macrofilaria a través de la conjuntiva ocular, donde se puede visualizar, y que a diferencia de la oncocercosis, no suele producir patología (conjuntivitis irritativa).

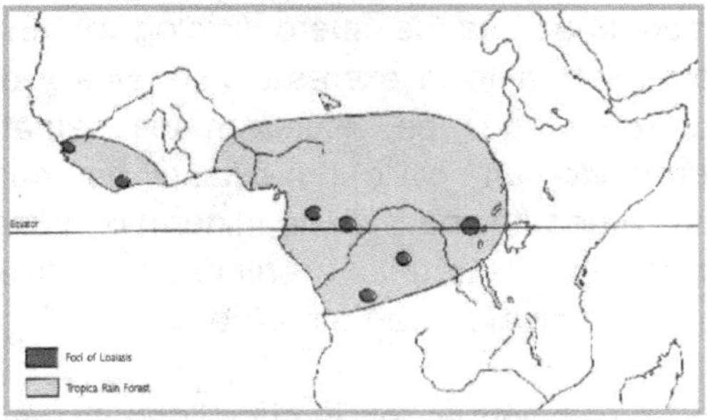

Distribución Geográfica de la loasis

El tratamiento de elección de la loasis no está exento de controversias. La dietil-carbamacina (DEC) es el único fármaco con actividad macro y microfilaricida, y se debe de utilizar en dosis escalonadas de 6 mg/kg/día asociada a antihistamínicos y/o corticoides (p. ej., prednisona 15-20 mg al día), con el objeto de prevenir o minimizar la aparición de efectos adversos graves debidos a la destrucción masiva de microfilarias.

- El diagnóstico de la oncocercosis se realiza mediante la visualización de microfilarias en biopsias intradérmicas (técnica del pellizco cutáneo). El tratamiento de elección es la ivermectina, en dosis única de 150 ug/kg, que debe repetirse cada 6-12 meses.
- Las macrofilarias de *Loa-loa* viven en el tejido celular subcutáneo, sin formar nódulos, mientras que las microfilarias viven en la sangre. Las macrofilarias son las responsables de las principales manifestaciones clínicas (angioedemas migratorios transitorios, característicos pero no patognomónicos, y paso del gusano adulto por la conjuntiva ocular, habitualmente sin producir patología), mientras que las microfilarias son responsables de complicaciones inmunológicas antes (hiperesosinofilia, nefropatía, miocardiopatía) o tras el tratamiento (meningoencefalitis).
- El diagnóstico de la loasis se realiza por la detección de microfilarias en sangre periférica (más rentable a mediodía). El tratamiento está peor definido, depende de la intensidad de la microfilaremia (que debe cuantificarse siempre) y se debe iniciar hospitalariamente por el riesgo de reacciones graves. Si la microfilaremia es intensa, hay que realizar tratamiento previo con ivermectina o albendazol antes de un ciclo de dietil-carbamacina en dosis escalonada asociada a antihistamínicos y corticoides.

Las filariasis linfáticas están producidas por 3 especies (*Wuchereria bancrofti, Brugia malayi y Brugia timori*), son endémicas en más de 80 países e infectan a más de 120 millones de personas. De ellas, *Wuchereria bancrofti* es la que está más distribuida en las áreas tropicales, mientras que las otras se encuentran confinadas al sudeste asiático. El período de incubación es de 5-18 meses a años, y cuando son sintomáticas, sus manifestaciones clínicas pueden ser agudas (episodios recurrentes de linfangitis febril de inicio en ganglios, sobre todo inguinales, complicándose con frecuencia con celulitis, prurito y eosinofia y de forma crónica con linfedema, elefantiasis, orquiepididimitis, funiculitis, engrosamiento de la piel escrotal....

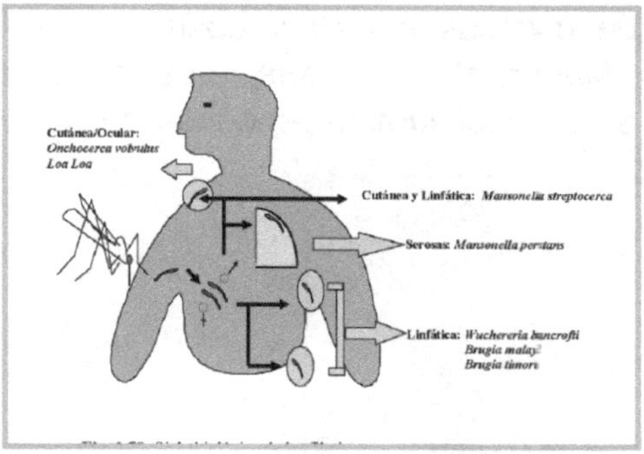

Las filariosis presentan ***características clínicas*** específicas dependiendo de la especie responsable. Así, cursan con manifestaciones derivadas de la afectación de vasos y ganglios linfáticos las infecciones producidas por *Wuchereria bancroftl, Brugia malayi* y *Brugia timori.* Las manifestaciones clásicas son las "fiebres filáricas" (caracterizadas por fiebre elevada, linfangitis retrógrada y edema local), las consecuencias de la obstrucción linfática crónica (con elefantiasis) y la microfilaremia asintomática. Otra manifestación de las filariosis linfática es la *eosinofilia pulmonar tropical,* un síndrome bien definido cuya patogenia es una reacción de hipersensibilidad a antígenos de filarias linfáticas *(Wuchereria* sp. y *Brugia* sp.). Clínicamente aparece principalmente en varones, con una edad media entre 20 y 30 años. Habitualmente el cuadro clínico es el característico de un asma grave, con mala respuesta al tratamiento convencional. En la radiología simple de tórax, un 20% de los pacientes no muestran alteraciones, siendo el dato habitual en el resto la presencia de infiltrados retículonodulares, con un predominio en campos medios e inferiores.

El ***diagnóstico*** de las filariosis que cursan con microfilaremia se basa en el estudio del frotis sanguíneo y en el test de Knott, que además de demostrar la presencia de microfilarias, permite el diagnóstico etiológico atendiendo a las características morfológicas.

El ***tratamiento*** de elección de todas las filariosis incluye el uso de ivermectina, con diversas pautas y dosis, con excepción de la infección por *Mansonella perstans,* que requiere el uso de mebendazol o albendazol durante periodos prolongados.

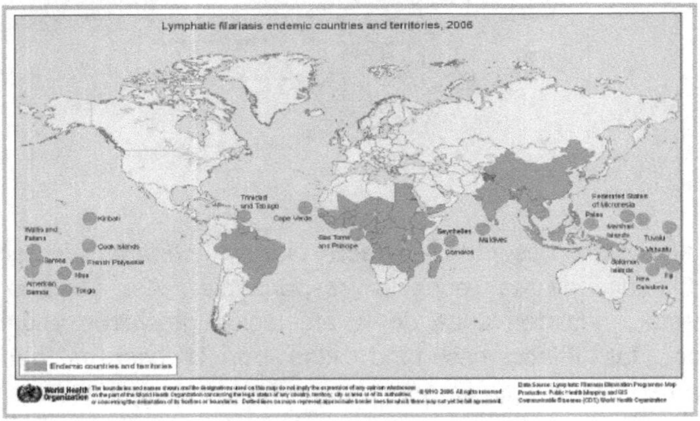

FILARIASIS: IDEAS CLAVES

- Período de incubación prolongado (meses a años tras la picadura del vector) y una amplia distribución geográfica en áreas tropicales.
- En inmigrantes las más frecuentes son las **filariasis cutáneas (oncocercosis y loasis).**
- Las macrofilarias (gusanos adultos) de **Onchocerca volvulus** viven en nódulos subcutáneos indoloros (oncocercomas), mientras que las microfilarias (larvas), viven en la piel y producen las manifestaciones clínicas.
- Los órganos diana de la oncocercosis son la piel (prurito, pápulas pruriginosas, hipopigmentación, atrofia cutánea, placas liquenificadas e hiperpigmentadas, linfedema, ingles colgantes...) y los ojos (afectación de todas las estructuras oculares que causa ceguera). Es frecuente la eosinofilia en sangre periférica.

TRIPANOSOMIASIS

Son infecciones sistémicas producidas por protozoos de la familia *Trypanosoma*, que se transmiten por la picadura de insectos. De ellas, la más importante en nuestro medio es la tripanosomiasis americana, debido a su frecuencia, cronicidad y al elevado número de inmigrantes procedentes de áreas endémicas de América Latina.

1.- TRIPANOSOMIASIS AMERICANA (ENFERMEDAD DE CHAGAS)

Es una zoonosis de curso crónico producida por el *Trypanosoma cruzi*, que afecta a unos 12-14 millones de personas que viven o han vivido en áreas endémicas de América Central y del Sur. Puede transmitirse al hombre a través de varías vías, de las cuales la vía vectorial (a través de chinches triatómidos de la familia *Triatominae*) es la más importante. Es una enfermedad ligada a la pobreza y a las condiciones de vida de la población rural. Afecta a 18 millones de personas con un gran riesgo de extensión.

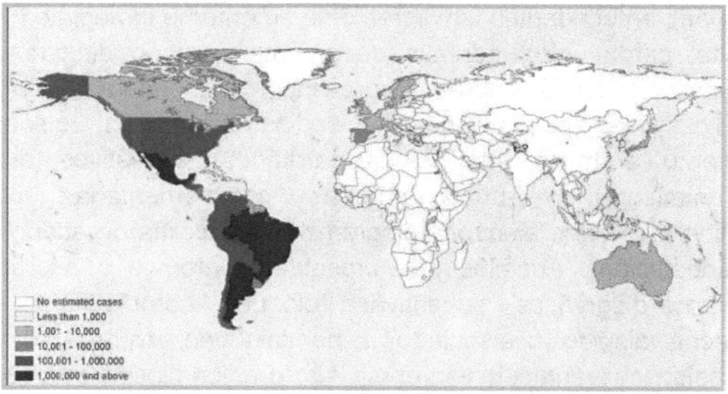

Desde un ***punto de vista epidemiológico global,*** la enfermedad de Chagas afecta en áreas endémicas a un elevado número de personas (entre 12 y 16 millones) siendo responsable de entre 20 y 30.000 muertes por año, principalmente por miocardiopatía Chagásica. Además, en áreas endémicas un elevado número de donantes presentan una serología positiva frente a T. cruzi, siendo los países más afectados Bolivia (8,2%), Argentina (4,4%) y Paraguay (4,4%). Los esfuerzos en el control de la enfermedad de

Chagas (eliminación de vectores, cribado en bancos de sangre) en algunos países de Latinoamérica han llevado a una disminución de casos muy notable. Sin embargo, los datos actuales de la patogenia de la infección, que indican la persistencia del protozoo muchos años después de la primoinfección, continúan planteando problemas en tres contextos diferentes:

- La posibilidad de transmisión por transfusiones de sangre o hemoderivados.
- La posibilidad de transmisión por trasplantes.
- La "reactivación" en el paciente inmunodeprimido.

Dado su curso clínicamente silente, exige un **alto índice de sospecha** por parte facultativos. Por todo ello, en toda persona inmigrante que haya vivido en áreas endémicas de la enfermedad habremos de realizar una anamnesis minuciosa sobre antecedentes epidemiológicos (hábitat rural en casas de barro y adobe, donde se perpetúan las chinches vectores, transfusiones sanguíneas previas), antecedentes familiares o de su entorno inmediato (muerte súbita, cardiopatía), además de un interrogatorio dirigido y una exploración física sobre la presencia de síntomas y signos cardiológicos (palpitaciones, episodios sincopales, disnea de esfuerzo, arritmias, insuficiencia cardíaca) y digestivos (disfagia, estreñimiento) y unas pruebas complementarias básicas (radiografía tórax, electrocardiograma y radiografía de abdomen en bipedestación). Aquéllos que presenten síntomas o alteraciones electrocardiográficas sugestivas (bloqueo completo de rama derecha aislado o asociado a hemibloqueo izquierdo anterior, extrasístoles ventriculares repetitivas, bradicardias inferiores a 40 latidos por minuto, taquiarritmias supraventriculares, alteraciones inespecíficas de la repolarización ventricular, cardiomegalia o dilatación patológica del tubo digestivo...) deben de ser derivados a una unidad de referencia desde donde se puedan remitir las muestras necesarias para el diagnóstico de infección y realizar los estudios complementarios adicionales.

Para saber más:

En el **cuadro clínico se diferencian tres fases**:

1. Fase **aguda asintomática** y de difícil diagnóstico, es típica de niñas que viven en zonas endémicas, y pasa fácilmente desapercibida, ya que la clínica suele ser inespecífica (cuadro febril autolimitado con o sin adenopatías. A veces aparecen lesiones dérmicas como el "chagoma" (zona de endurecimiento, eritema y calor local cutáneo) o el signo de Romaña (hinchazón elástica e indolora de los párpados de un solo ojo, conjuntiva roja y edema facial de ese lado). Dura 15-30 días.
2. Fase **indeterminada**. Periodo de latencia sin síntomas pero sí detectable por serología o parasitología. Muchas personas permanecen en esta fase toda la vida.
3. Fase **crónica**. Aparece en un tercio de los pacientes unos 10-20 años después de la infección. Las manifestaciones clínicas pueden ser cardiológicas (arritmias, bloqueos, insuficiencia cardiaca), digestivas (megacolon, megaesófago) o en caso de inmunodepresión (pacientes con SIDA) a cuadros de afectación del sistema nervioso.

El diagnóstico de la enfermedad de Chagas importada requiere la existencia de antecedentes epidemiológicos compatibles (es decir, constatación del riesgo de transmisión de *T. cruzi* a través de las tres vías principales de contagio: vectorial, sanguínea y congénita), junto a la demostración de la presencia de infección mediante al menos dos pruebas serológicas distintas que utilicen diferentes antígenos; en caso de resultados dudosos o discordancia entre los mismos, debe realizarse una tercera técnica, aconsejablemente *Western-blot* o PCR.

En nuestro medio las técnicas serológicas sólo están disponibles en laboratorios de referencia. Idealmente se debería realizar el cribado de donantes de sangre y de mujeres embarazadas que hayan residido en áreas endémicas. En diversos estudios realizados en bancos de sangre españoles donde se realiza rutinariamente dicho cribado, la prevalencia de infección es de alrededor del 0,9%; de

forma similar, estudios realizados en nuestro país en mujeres gestantes de riesgo muestran una prevalencia de infección del 2%. Los resultados de un estudio en el *Banc de Sang y Teixits* que tiene como objetivo determinar la seroprevalencia de la infección por *Trypanosoma cruzi* en la población de donantes de riesgo en Cataluña muestran que, de 1770 donantes analizados, 21 fueron inicialmente positivos en el cribado, de los cuales 11 (0,69%) se confirmaron positivos para *T. cruzi*, siendo la mayoría bolivianos.
El tratamiento etiológico con antiparasitarios (benznidazol, nifurtimox) tiene una eficacia limitada en las formas crónicas sintomáticas y no está exento de efectos importantes indeseables, por lo que en esta fase el tratamiento fundamental es coadyuvante y sintomático (beta-bloqueantes, IECAs, amiodarona, anticoagulación y marcapasos si existe indicación). Por otra parte, la utilidad del tratamiento antiparasitario permanece controvertida en las formas crónicas indeterminadas. En la actualidad las indicaciones de tratamiento específico son las infecciones agudas o recientes, niños, neonatos y los trasplantados cardíacos con infección previa.

El **diagnóstico temprano** pasa por una adecuada información y educación de la población y por programas de cribaje sistemático de la población de riesgo.

En **nuestro país**, se recomienda el **diagnóstico precoz** a todas aquellas personas que provengan de países y áreas endémicas y hayan habitado en viviendas de adobe o con tejado de palma y a los niños que hayan nacido de madres que procedan de la zona endémica y presenten serología a Chagas positiva o desconocida.

ENFERMEDAD DE CHAGAS: IDEAS CLAVES

- Enfermedad parasitaria crónica endémica en Centro y Sudamérica.
- Principales vías de transmisión: vectorial (a través de la picadura de una chinche que vive en las paredes de barro y los tejados de hoja de palma de las áreas rurales), sanguínea y congénita.

- Prevalencia de infección muy variable de un país a otro y dentro de un mismo país, pudiendo llegar a ser del 8% en los adultos de determinadas áreas rurales de Bolivia.
- Presenta 3 fases: aguda, crónica indeterminada (clínicamente silente) y crónica sintomática (cardiopatía chagásica y megasíndromes digestivos).
- La cardiopatía chagásica es la forma crónica sintomática más frecuente y con mayor mortalidad. Se caracteriza por ser una cardiopatía dilatada con gran potencial arritmogénico y elevada frecuencia de complicaciones tromboembólicas.
- Es imprescindible un alto índice de sospecha diagnóstica: antecedentes epidemiológicos (residencia en áreas endémicas, transfusiones) y familiares (muerte súbita, cardiopatía), junto a la detección precoz de alteraciones electrocardiográficas (bloqueo completo de rama derecha aislado o asociado a hemibloqueo izquierdo anterior, extrasístoles ventriculares repetitivas, bradicardias inferiores a 40 lpm, taquiarritmias supraventriculares).
- Aunque la utilidad del tratamiento antiparasitaric en las formas crónicas es limitado y controvertido, los pacientes se benefician de un diagnóstico precoz y de un tratamiento coadyuvante efectivo.
- Se debería realizar el cribado serológico sistemático de donantes de sangre y de mujeres embarazadas con antecedentes epidemiológicos de riesgo.

2.- TRIPANOSOMIASIS AFRICANA (ENFERMEDAD DEL SUEÑO)

Es una zoonosis de curso crónico producida por protozoos del complejo *Tripanosoma brucei,* que incluye dos subespecies morfológicamente indistinguibles: *Tripanosoma brucei gambiense* y *Tripanosoma brucei rhodesiense.*

Su distribución geográfica se circunscribe a áreas rurales de África tropical, y en la actualidad se considera una enfermedad reemergente, tras un período en la década de 1960 en la que se llegó a considerar casi eliminada. La OMS estima que en la actualidad existen unos 500.000 casos nuevos cada año en unos 250 focos en 36 países diferentes, con una tasa de mortalidad cercana al 100% de los casos no tratados, lo que genera un impacto social y económico en las áreas afectadas.

La mayoría de los escasos casos de tripanosomiasis africana importada publicados se refieren a viajeros o a cooperantes, desconociéndose su incidencia real en inmigrantes. No obstante lo habremos de sospechar en pacientes que hayan vivido o viajado a áreas rurales de los países endémicos de África y que presenten clínica de meningoencefalitis.

Para saber más:
La infección se transmite a la persona a través de la picadura de moscas del género *Glossina* (mosca tse-tsé), que a su vez se infecta al ingerir sangre de otras personas o animales (ganados domésticos, gamos y antílopes) que contienen tripanosomas infectantes, que posteriormente se multiplican en la sangre y en los ganglios linfáticos del huésped, con invasión posterior del sistema nervioso central. Anecdóticamente se han descrito otras vías de transmisión (congénita, accidentes de laboratorio).

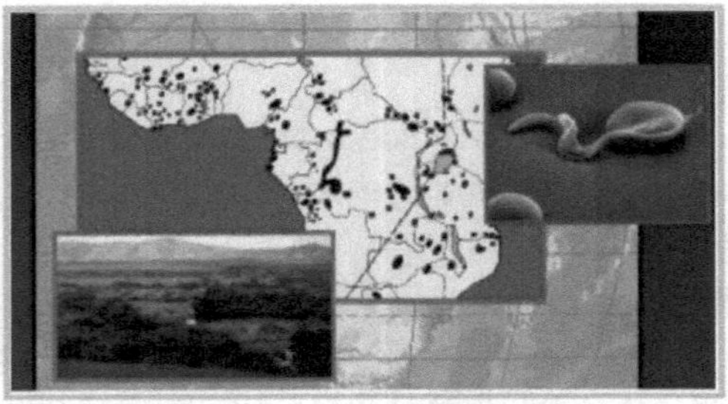

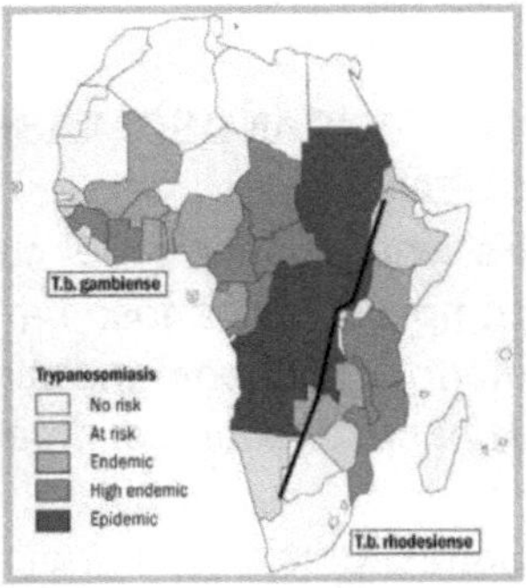

De las 2 subespecies, *Tripanosoma brucei rhodesiense* produce una enfermedad más virulenta y de progresión más rápida, con un período de incubación más corto (3 días a 3 semanas); se distribuye por focos endémicos en áreas rurales de países de África oriental (Sudán, Uganda, Tanzania); por el contrario, *Tripanosoma brucei gambiense* origina una enfermedad de curso más crónico, con un período de incubación que puede durar meses o años, y se distribuye por países de África occidental y Central (Angola, República Centroafricana, Repúblicas P. y D. del Congo) y Uganda.

La infección se desarrolla en 3 fases. En la primera suele observarse un chancro de inoculación en el área de la picadura inicial de la mosca. Posteriormente (fase linfático-sanguínea) puede aparecer un cuadro de fiebre, linfoadenopatías no dolorosas, anemia, edema local, erupción cutánea y prurito. Por último, en la fase meningoencefalítica de la infección (de aparición más lenta en el caso de *Tripanosoma brucei gambiense)*, el paciente desarrolla un cuadro con cefalea intensa, insomnio, somnolencia, alteraciones del comportamiento, pérdida de conciencia y coma. El curso de la forma rhodesiense es más agudo.

NEUROCISTICERCOSIS

La neurocisticercosis es una enfermedad cosmopolita, considerada endémica en España hasta hace unos 20 años. Gracias al control veterinario y a los hábitos higiénicos de una gran mayoría de la población ha disminuido su incidencia. Sin embargo, es una enfermedad que se ha descrito últimamente en inmigrantes siendo la mayoría de casos originarios de América latina.

La neurocisticercosis es la forma más frecuente de cisticercosis, entidad patológica ocasionada por las formas larvarias de Taenia solium. Este cestodo da lugar a dos entidades diferentes: la teniosis y la cisticercosis.

La teniosis se produce cuando los humanos ingieren carde de cerdo poco cocinada o infectada por el parasito, mientras que la cisticercosis se adquiere de dos forma principales: por heteroinfeccion, cuando los humanos ingieren accidentalmente huevos o proglotides, o por autoinfección (exógena o endógena).

Epidemiológicamente, la infección por T. solium es endémica en países en vías de desarrollo, principalmente en países de América Central y del Sur, así como e poblaciones no musulmanas de África Subsahariana y Asia. En América, los principales países en los que existe endemia son Méjico, Guatemala, Perú y Bolivia. En África, aunque no existen datos fiables, en algunos países como Togo, hasta el 38% de las personas con convulsiones tienen datos de neurocisticercosis. Finalmente, en la India, China, Corea e Indonesia, también se han documentado muchos casos de esta entidad.

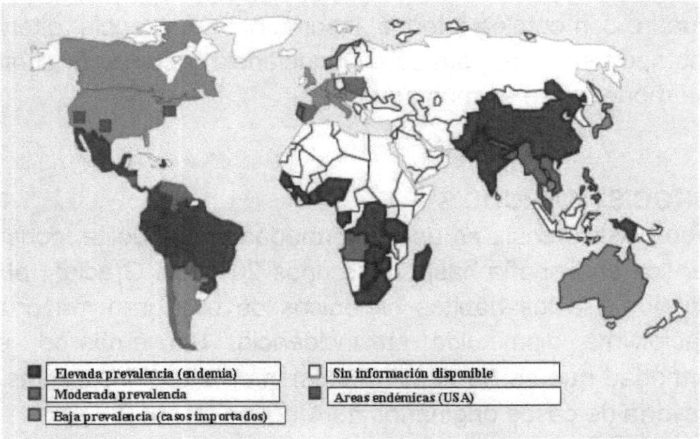

Desde un ***punto de vista clínico,*** la forma clínica más importante es la neurocisticercosis, adoptando dos formas principales: parenquimatosa y extraparenquimatosa. Las crisis convulsivas son una de las expresiones clínicas más frecuentes, pero la sintomatología puede ser muy variada, con lo que hay que tener un alto grado de sospecha para poder diagnosticar y tratar adecuadamente esta afección

El ***diagnóstico*** se basa principalmente en los datos de neuroimagen y en la serología (EIA y Western blot). En cuanto al ***tratamiento*** incluye tres tipos de medidas:

- Tratamiento sintomático sindrómico (p. ej. cirugía, derivación ventricular, aspiración del quiste.)
- Tratamiento anticomiciales.
- Tratamiento antiinflamatorio (corticoides).
- Antiparasitarios: albendazol en formas parenquimatosas y extraparenquimatosas y praziquantel sólo en las formas parenquimatosas.

DENGUE

El dengue es una enfermedad producida por un flavivirus que se transmite a la persona a través de la picadura de mosquitos del género Aedes aegypti, fundamentalmente en áreas urbanas y periurbanas y durante las horas del día.

En la actualidad se considera una enfermedad emergente debido a la expansión en la distribución geográfica de los vectores en los últimos 20 años, propiciada por los cambios climáticos y los intensos movimientos migratorios en su área de distribución. La enfermedad es endémica en más de 100 países (África, SE Asia, Américas, Pacífico, este del Mediterráneo), con una incidencia anual de 50-100 M de infecciones anuales y unos 500.000 hospitalizaciones debidas a la fiebre hemorrágica por dengue (FHD, o dengue hemorrágico) o al síndrome de shock por dengue (SSD), responsables de unas 20.000 muertes anuales en todo el mundo

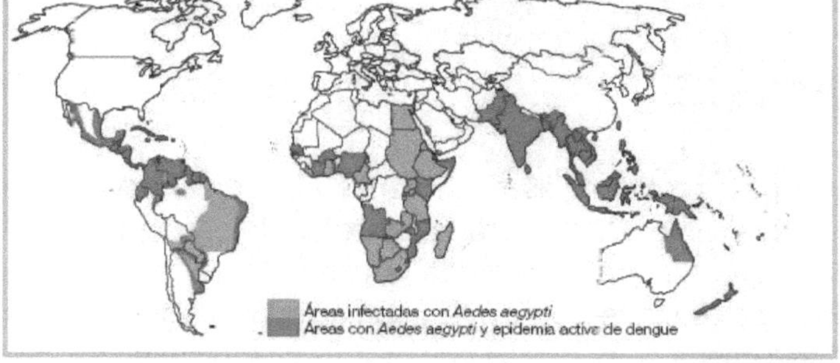

Los mosquitos se encuentran generalmente en zonas urbanas, con alta densidad de población, donde suelen coexistir varios serotipos del virus circulando. Las zonas con mayor riesgo son aquellas que estén cerca de aguas estancadas, charcas, etc.

El dengue no se puede transmitir directamente de persona a persona. El mosquito se infecta con el virus al picar a una persona que tiene la enfermedad y aproximadamente a la semana ya puede transmitir la enfermedad, al picar a una persona sana.

Se conocen 4 serotipos del virus cuya infección no confiere inmunidad cruzada frente al resto de los serotipos. La existencia de anticuerpos frente a algún serotipo del virus es el principal factor predisponente para desarrollar un cuadro grave, es quizá por esto por lo que los cuadros de Fiebre Hemorrágica por Dengue (FHD) son raros en viajeros y mas frecuente en población local.

En Europa los casos diagnosticados de dengue son importados por viajeros e inmigrantes.

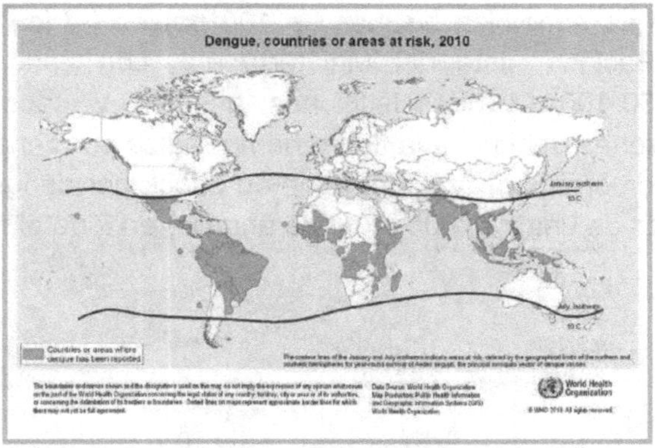

Nuestro país presenta las condiciones ecológicas favorables para los vectores; no obstante para la aparición de casos autóctonos en, al igual que ocurre con otras enfermedades transmitidas por vectores, se requiere no sólo la presencia del vector, sino también una masa crítica de personas con el virus circulante en sangre.

DENGUE: IDEAS CLAVES:

- Enfermedad viral emergente debido al aumento de su área de distribución y de la del mosquito vector en los últimos 20 años.
- Pensar en dengue ante todo cuadro febril en inmigrante o viajero que presente las siguientes características:
    - Aparición inmediatamente al regreso del viaje (período de incubación típico de 4 a 7 días, siempre inferior a 2 semanas) al Caribe, América Latina o Asia.
    - Curso bifásico, con importantes artromialgias («fiebre quebrantahuesos»), cefalea retroorbitaria (con dolor a la movilización de los globos oculares), alteraciones del gusto, bradicardia relativa, y coincidiendo con la reaparición de la fiebre, linfoadenopatías y un exantema macular generalizado centrípeto que recuerda a una quemadura solar.
    - Neutropenia, plaquetopenia y elevación leve o moderada de las transaminasas y de la LDH.
- En menos del 1% de los afectados pueden aparecer complicaciones graves con una elevada mortalidad: «dengue hemorrágico» y «síndrome de shock por dengue».
- El tratamiento es exclusivamente sintomático y se debe de evitar el uso de AAS y otros fármacos con efecto antiagregante plaquetario.

FIEBRE HEMORRAGICAS VIRALES (FHV)

Se trata de un numeroso grupo de enfermedades producidas por virus de distintas familias que tienen en común, el de producir fiebre, y en los casos más graves, hemorragias generalizadas, *shock* y fallo multiorgánico, con una mortalidad de hasta el 80%; el de tratarse de zoonosis con diversos hospedadores vertebrados o invertebrados, en las que los casos humanos se producen en brotes esporádicos, cuando la persona entra incidentalmente en el ciclo natural del virus, generalmente en áreas rurales, y el de tener un período de incubación generalmente corto (entre 3 y 21 días).

Las FHV están causadas por virus pertenecientes a diferentes familias:
- Filovirus (virus Ébola y Marburg).
- Arenavirus (fiebre de Lassa, virus lujo, Guanarito, Machupo, Junín, Sabia y Chapare).

- Bunyavirus (fiebre del Valle del Rift (RVF), Crimea-Congo Fiebre hemorrágica (CCHF) y hantavirus).
- Flavivirus (dengue, fiebre amarilla, fiebre hemorrágica de Omsk, enfermedad Kyasanur Bosque, y Alkhurma).

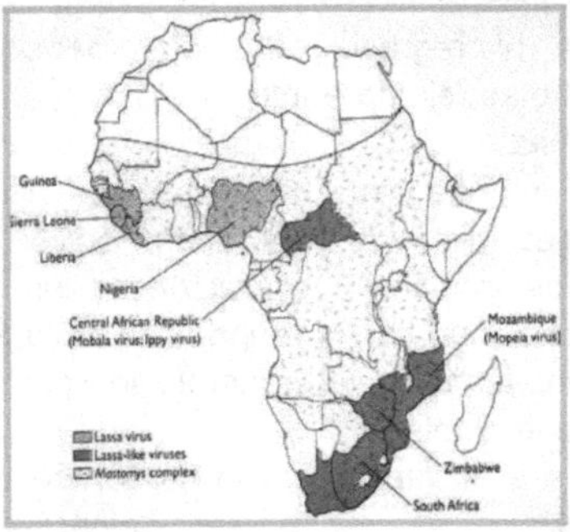

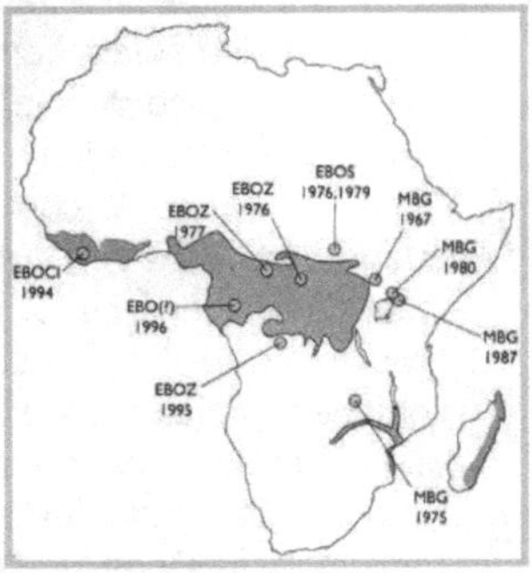

Estos virus tienen en común una serie de características, a saber:

- Todos ellos son virus ARN y con envoltura lipídica.
- Su supervivencia depende de un animal o insecto que los hospede (reservorio natural).
- La distribución de cada virus está restringida al área geográfica en la que están presentes sus reservorios y vectores, aunque algunos (dengue o fiebre amarilla), están ampliamente distribuidos por áreas tropicales y subtropicales.
- Los humanos no son los reservorios naturales de ninguno de estos virus; se infectan cuando entran en contacto con un portador infectado. Sin embargo, con algunos de estos virus puede haber también transmisión entre humanos, por contacto con fluidos infectados.
- Los casos o brotes de fiebres hemorrágicas causadas en humanos ocurren de manera esporádica e irregular, lo cual hace difícil la predicción de los brotes.
- Salvo algunas excepciones no existe tratamiento establecido.

En la siguiente tabla apreciamos las principales enfermedades de este grupo, el huésped, la vía de contagio y su distribución mundial.

Viral Haemorrhagic Fevers

Virus/Disease	Host	Transmission	Occurence
Dengue-DHF	monkeys	mosquitoes	Africa, Asia, America
Rift Valley	var. mammals	mosquitoes	Africa
Yellow Fever	monkeys	mosquitoes	Africa, South America
Omsk HF	small mammals	ticks	Asia - Sibiria
Kyasanur Forest s	monkeys	ticks	Asia - India
Crimean-Congo-HF	small mammals	ticks	Africa, Asia
Hanta-HFRS,	rodents	rodents'	Europe, Asia, Africa
-HPS		saliva, urine	America
Junin, Machupo	rodents	rodents' urine	South America
Lassa	rodents	rodents' urine	West Africa
Marburg	? monkeys	nosocomial	Africa
Ebola	? apes	nosocomial	Africa

potentially all transmissible by bodily fluids and some of them by aerosols

Prácticamente en cualquier lugar del mundo circulan virus capaces de producir una FHV. La distribución de cada virus, sin embargo, está restringida al área geográfica en la que están presentes sus especies hospedadoras:

- En África, circulan los virus causantes de la fiebre hemorrágica de Crimea-Congo, del Dengue, de la Fiebre Amarilla, de la fiebre del valle del Rift, de Lassa y los de las fiebres hemorrágicas de Ébola y de Marburg.
- En el Oriente Medio, los virus responsables de la fiebre hemorrágica de Crimea-Congo, del Dengue, de la fiebre hemorrágica con síndrome renal, de la fiebre del valle del Rift y de la fiebre hemorrágica de Omsk.
- En el Sudeste asiático, Dengue y fiebre hemorrágica con síndrome renal.
- En Australia, Dengue.
- En América Central y del Sur Dengue, Fiebre Amarilla y las fiebres hemorrágicas por arenavirus del nuevo mundo.
- En Europa oriental, los virus de la fiebre hemorrágica de Crimea-Congo y los hantavirus causantes de la fiebre hemorrágica con síndrome renal.

- En Europa Central y del Norte, los hantavirus causantes de la nefropatía epidémica.

TRANSMISION:

Las FHVs deben considerarse zoonosis ya que los virus, en su ciclo natural, multiplican en un animal reservorio y/o en un artrópodo que actúa como vector.

Algunos de ellos utilizan diferentes roedores como reservorios, en estos casos, la infección se produce esencialmente por contacto con las secreciones y excreciones de los animales infectados. En otras ocasiones es la picadura de garrapata o de mosquito la que transmite la infección al hombre. Finalmente, como en el caso de Ebola y Marburg, hay otros virus para los que se desconoce tanto el reservorio natural como la vía natural de infección en el humano.

En algunos de estos virus (Ebola, Marburg, Lassa y Crimea-Congo) se ha descrito también la transmisión directa persona a persona. Este tipo de transmisión secundaria puede ocurrir por contacto directo con el enfermo o sus fluidos biológicos o indirectamente por contagio a través de objetos contaminados, por lo que el personal sanitario constituye un grupo importante de riesgo.

Los humanos no son el reservorio natural para ninguno de estos virus, por lo que los casos humanos se producen en brotes esporádicos, cuando el hombre entra incidentalmente en el ciclo natural del virus. La infección, una vez adquirida, puede causar enfermedad grave, con alta mortalidad.

A la vista de lo anterior el hombre puede contagiarse por:

- El contacto con la orina, material fecal, saliva u otras excreciones corporales de roedores infectados.
- El contacto con el cuerpo de animales infectados muertos.
- El ser picado por mosquitos o garrapatas infectados.
- El contacto con animales que han sido picados por mosquitos o garrapatas infectados.

- El contacto estrecho con personas infectadas o con sus fluidos corporales. Los virus de la fiebre hemorrágica Ébola, Marburg, fiebre de Lassa, Nuevo Munco y del Congo de Crimea pueden propagarse de persona a persona. También pueden ocurrir de manera indirecta, mediante el contacto con objetos contraminados con líquidos infectados del cuerpo.

CLINICA

Los signos y síntomas iníciales son generalmente sistémicos y compatibles con un "cuadro gripal" con síntomas de fiebre elevada, fatiga, vértigos, mialgias, artralgias y agotamiento, bradicardia relativa, faringitis, conjuntivitis, petequias, o un exantema morbiliforme en el caso de infección por filovirus (Marburg y Ébola). La fiebre puede durar hasta 16 días con temperaturas que pueden alcanzar los 41° C.

Los casos graves de FHV muestran a menudo signos de sangrado bajo la piel, en los órganos internos o en los orificios corporales tales como la boca, los ojos y los oídos. La hemorragia evidente es un evento tardío e incluso terminal. Los enfermos más graves pueden desarrollar trastornos neurológicos.

Los signos observados con virus específicos incluyen la insuficiencia renal (FHSR); equimosis y hematomas (CCHF); pérdida de la audición, anasarca y el shock en los recién nacidos (fiebre de Lassa); y el aborto espontáneo y defectos congénitos (fiebre de Lassa y virus de la coriomeningitis linfocítica).

Debido a que el período de incubación puede ser de hasta 21 días, los pacientes pueden no desarrollan la enfermedad hasta regresar de un viaje; por lo tanto, en la historia clínica es vital tener en cuenta el viajes a zonas de riesgo.

DIAGNOSTICO

El diagnóstico de una FHV se realiza por detección de genoma viral mediante reacción en cadena de la polimerasa, cultivo de virus, detección de antígeno utilizando un ensayo inmunoenzimático, demostración de anticuerpos IgM o por aumento significativo en el título de anticuerpos específicos. Los anticuerpos pueden tardar en aparecer hasta dos semanas desde el comienzo de la enfermedad.

Los virus se recuperan normalmente de la sangre, aunque pueden aislarse también a partir de las secreciones faríngeas o de la orina. La piel, el hígado o el bazo pueden ser fuente abundante de virus.

El cultivo de virus de agentes de nivel 3 y 4 no está permitido para los laboratorios normales de diagnóstico virológico, y sólo podrá realizarse en laboratorios de bioseguridad 3 o 4.

TRATAMIENTO

No existe tratamiento, por lo cual deberemos realizar terapia de mantenimiento. La Ribavirina, se ha demostrado altamente eficaz en los estadios precoces de la fiebre de Lassa y, aunque menos eficaz, en la FHV de Crimea-Congo y la FHV con síndrome renal.

PREVENCION

Con la excepción de la fiebre amarilla y de la fiebre hemorrágica argentina, para las cuales se han desarrollado vacunas, no existen vacunas que puedan proteger contra estas enfermedades. Por lo tanto, los esfuerzos de prevención se deben concentrar en evitar el contacto con la especie huéspedes. Si los métodos de prevención fallan y se produce un caso de VHF, los esfuerzos deberán estar dirigidos a evitar la posterior transmisión de persona a persona, si es que el virus se puede transmitir de esta manera.

Dado que muchos de los portadores de virus de FHV son roedores, entre los esfuerzos para la prevención de la enfermedad se cuentan:

- Controlar las poblaciones de roedores.
- Evitar que los roedores entren o vivan en las casas o lugares de trabajo.

- Promover una limpieza segura de los nidos y excrementos de los roedores

En el caso de los virus de FHV que se propagan a través de vectores, los esfuerzos de prevención se concentran en el control de insectos en la comunidad. Además, se promueve el uso de repelentes, redes para las camas, mosquiteros para las ventanas y otras barreras para evitar sus picaduras y mordeduras.

En el caso de los virus de FHV transmitidos de una persona a otra, la manera más importante de controlar la propagación de la enfermedad es evitar el contacto físico directo con personas infectadas y sus fluidos corporales. Las técnicas de barreras y de control de la infección incluyen el aislamiento de las personas afectadas y el uso de ropa protectora. Otras recomendaciones incluyen el uso, la desinfección y la eliminación correcta de los instrumentos y del equipo usados para tratar o cuidar pacientes con VHF, como agujas y termómetros.

ACTUACION EN CASO DE SOSPECHA DE FIEBRE HEMORRÁGICA

En ausencia de exposición hospitalaria o de laboratorio, las FHVs se adquieren casi exclusivamente en áreas rurales. El período de incubación oscila entre 3 días y 21 días. Los signos y síntomas son los comentados anteriormente.

La aparición de tales síntomas en un viajero reciente con historia de exposición rural durante un viaje a un área endémica o con historia de contacto con un enfermo afectado por un brote, debe considerarse como un caso de sospecha de FHV.

A efectos de **vigilancia epidemiológica** se debe considerar como caso sospechoso:

1.- <u>Grupo de pacientes de bajo riesgo</u>:

- Aquellos pacientes con fiebre que, en las tres semanas anteriores a su inicio, haya viajado o vivido en un área endémica de FHV en la que recientemente haya habido casos, pero que no reúnan ningún otro factor de riesgo que los clasifiquen en la categoría de alto riesgo.

2.- Grupo de pacientes de alto riesgo:

- Esta categoría se aplica a los pacientes febriles que, en las 3 semanas anteriores al comienzo de la fiebre, hayan viajado o vivido en un área endémica para FHV en la que recientemente haya habido casos, y que además reúnan uno o más de los siguientes criterios:

· Haber vivido o permanecido en una casa en la que había personas febriles o enfermas por infección demostrada o probable con un virus de fiebre hemorrágica.

· Haber atendido o cuidado a pacientes febriles o enfermos por infección demostrada o probable con un virus de fiebre hemorrágica, o haber tenido contacto con los fluidos corporales, los tejidos o el cadáver de tales pacientes.

· Ser un trabajador sanitario que haya tenido contacto con fluidos corporales, tejidos o el cuerpo de un humano o de un animal con infección demostrada o probable con un virus de fiebre hemorrágica.

· Haber presentado un fallo orgánico grave y/o haber evidenciado hemorragias en ausencia de otro diagnóstico.

La categoría de alto riesgo también se aplica a los pacientes febriles que no hayan estado en un área endémica, pero que durante las 3 semanas anteriores al comienzo de la fiebre hayan cuidado a pacientes o animales infectados o probablemente infectados por un VFH; o hayan estado en contacto con fluidos corporales, tejidos o el cadáver de un paciente o animal infectado o probablemente infectado por un virus de fiebre hemorrágica; o hayan manejado muestras clínicas, tejidos o cultivos de laboratorio que contenían o probablemente contenían un VFH.

Según el Programa de Vigilancia y Control de las FHV, si la enfermedad es compatible con una FHV, debe notificarse inmediatamente a las autoridades sanitarias tanto para su traslado, diagnóstico y manejo en un centro sanitario en el que existan instalaciones de bioseguridad apropiadas como para la identificación y vigilancia de los posibles contactos. La confirmación de caso se hará en un laboratorio de referencia a partir de muestras de sangre o de otras (secreciones faríngeas, orina) y el tratamiento inicial es básicamente de soporte.

En los casos en los que se sospeche una FHV por un virus no-filovirus (distinto a Marburg y Ébola) debe iniciarse el tratamiento con ribavirina, que se ha demostrado altamente eficaz en los estadios precoces de la fiebre de Lassa y, aunque menos eficaz, en la FHV de Crimea-Congo y la FHV con síndrome renal.

Para saber más:

Ante un caso importado, debe tenerse en cuenta que, para estos virus y salvo excepciones, no está descrita la transmisión directa entre humanos, por lo que el mayor riesgo de infección secundaria se debe centrar en la posible transmisión nosocomial por inoculación accidental tras pinchazo con una aguja infectada o por contaminación de heridas o mucosas con sangre o fluidos corporales infectados. No obstante, algunos virus, como Lassa y Crimea-Congo (y menos probablemente Ebola y Marburg), pueden transmitirse además por inhalación de aerosoles infecciosos, un hecho que deberá tenerse también en cuenta para evitar la transmisión nosocomial y para identificar a los contactos que puedan estar infectados. Deben considerarse potencialmente contagiosas las secreciones y excreciones corporales, la sangre, el semen y las muestras de tejidos de los pacientes infectados.

Las personas con mayor riesgo de infección secundaria son las que están en contacto estrecho con las personas infectadas, trabajadores sanitarios, y los trabajadores de laboratorio que manejan su sangre, sus tejidos u otras muestras.

EBOLA, VIAJEROS e INMIGRANTES

El primer brote de la Enfermedad por virus Ebola (EVE) ocurrió en 1976, desde entonces se han notificado más de 25 brotes. Los brotes producían principalmente en aldeas remotas de África Central y Occidental, cerca de las selvas tropicales, pero en el brote del año 2104/15, el denominado Brote del África Occidental, su epidemiologia fue diferente y desde su aparición en marzo de 2014 en Guinea Conakry se extendió por Liberia, Sierra Leona, Nigeria, Malí y Senegal.

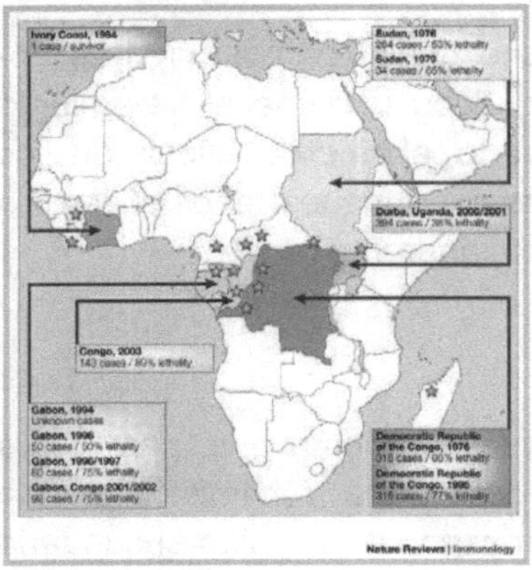

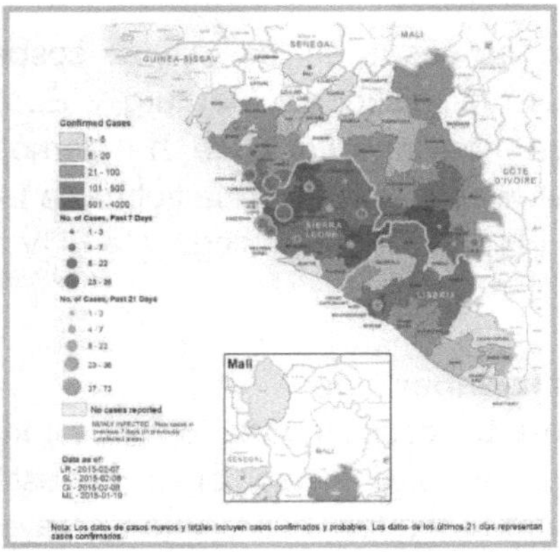

Durante la duración del ultimo brote numerosos facultativos en particular y la opinión pública en general nos hicimos numerosas preguntas sobre sus vías de contagio, clínica, diagnostico, tratamiento...pero con respecto a viajeros e inmigrantes el ministerio de Sanidad y Consumo estableció unas pautas que indicamos a continuación:

- El riesgo de que los **turistas o viajeros que por motivos de trabajo es muy bajo**, puesto que la transmisión de persona a persona se hace por contacto directo con los líquidos corporales o las secreciones de pacientes infectados o de animales infectados o muertos y en general todas estas exposiciones son bastante improbables.
- El riesgo para los **inmigrantes que regresan que visitan a amigos y familiares** en los países afectados es **igualmente bajo**, a menos que tenga contacto directo con una persona o

animal enfermo infectado con el virus. En tal caso hay que notificarlo a las autoridades sanitarias y proceder al rastreo de los contactos para confirmar que no ha habido exposición.

- Como ocurre con muchas otras enfermedades, siempre cabe la posibilidad de que una **persona que haya estado expuesta** a la EVE decida viajar. Si no tiene síntomas no puede transmitirlo a quienes le rodean. Si tiene síntomas, debe buscar inmediatamente atención médica en cuanto se sienta mal. Si presentan los síntomas iníciales de EVE deben ser aislados para evitar que prosiga la transmisión. Aunque el riesgo es bajo, se recomienda efectuar un rastreo de los contactos.

En los aeropuertos de Guinea, Liberia, Sierra Leona, Malí y Nigeria se evaluarían los posibles síntomas de la enfermedad, incluyendo la toma de temperatura, de todos los pasajeros que salen de estos países y respondiendo a un cuestionario de salud.

A su llegada a España aquellos **viajeros o VFRs que retornaban de áreas afectadas** debían saber que si presentaban fiebre con o sin síntomas compatibles con enfermedad por EVE (fiebre, dolor muscular, cefalea, dolor de garganta, vómitos, diarrea, erupción cutánea, hematomas o hemorragia), durante los 21 días posteriores al regreso debían llamar al teléfono 112, informando de su sintomatología y de su procedencia de una zona afectada. Desde los servicios de emergencias/salud pública se valoraba el nivel de riesgo y se informaba de los pasos a seguir para que las medidas a adoptar fuesen seguras para su salud y la de los demás.

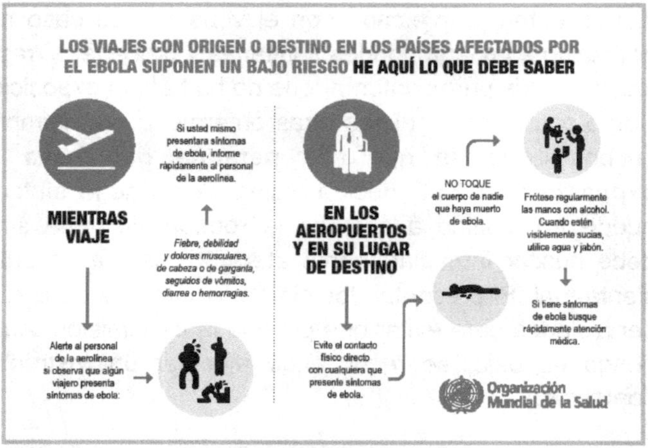

PROTEGA SU SALUD. MODIFICADO DE LA OMS

Para concluir comentar que aquellos **viajeros, VFRs o residentes que se dirigen a zonas afectadas**, el riesgo de infección se reduce al mínimo, cuando se advierten las recomendaciones generales de la OMS:

- Evitar contacto con pacientes, cadáveres infectados u posibles objetos contaminados.
- Evitar el contacto con animales silvestres/salvajes, vivos o muertos o de su carne cruda o poco cocinada.
- Evitar relaciones sexuales con una persona enferma o una persona que se ha recuperado de la EVE durante al menos 7 semanas
- El personal de salud que viaje a las zonas afectadas debe acatar rigurosamente las orientaciones sobre el control de la infección recomendadas por la OMS.
- Las personas que hayan estado en zonas con casos notificados deben conocer los síntomas de la infección y solicitar atención médica ante los primeros signos de la enfermedad.
- Se aconseja al personal sanitario que atiendan a viajeros que hayan regresado de zonas afectadas que conozcan los síntomas de la EVE, los protocolos nacionales y sean capaces

de desarrollar un sistema de triaje para que los posibles pacientes de Ebola pueden ser identificados y manejados adecuadamente.

FHVS: IDEAS CLAVES

- Enfermedades producidas por virus con varias características comunes:
  - Tras un período inicial inespecífico con fiebre, mialgias, cefalea, inyección conjuntival, petequias, le siguen diátesis hemorrágica grave, shock y fallo multiorgánico.
  - Alta mortalidad, precisan hospitalización y aislamiento estricto (se contagian nosocomialmente).
  - Son zoonosis endémicas en áreas tropicales y subtropicales en las que el hombre es un hospedador incidental.
  - Período de incubación generalmente corto (3-21 días).
- A efectos de vigilancia epidemiológica se debe considerar como caso sospechoso de FHV a todo paciente con fiebre que, en las tres semanas anteriores a su inicio, haya viajado o vivido en un área endémica de FHV en la que recientemente haya habido casos, independientemente de que presente o no manifestaciones hemorrágicas.
- Todo caso sospechoso debe de notificarse inmediatamente a las autoridades sanitarias para su adecuado manejo e identificación y vigilancia de los posibles contactos.

BIBLIOGRAFÍA

1.- Affanni P, Veronesi L, Rizziero S, Bizzoco S, Bracchi MT, Tanzi ML. Status of immunity against poliomyelitis: a study among European and extra-European young immigrants living in Parma. Acta Biomed 2005; 76 (3): 157-63.

2.- Almeida P, Borrego L, Rodríguez Salido MJ, Hernández Machín B, Hernández Hernández B, Cañas F, Pérez Arellano JL. Lesiones cutáneas hipopigmentadas en un inmigrante de raza negra. Rev Clin Esp. 2004; 204 (1):29-31.

3.- Alonso Sanz M, Serrano Martínez S, Jaqueti Aroca J, García Martínez J, Prieto Menchero S. Características del paludismo en el área 9 de Madrid: Implicación de Atención Primaria como escalón fundamental para su control. SEMERGEN. 2006; 32 (8):418-21.

4.- Alonso A, Huerga H, Morera J. Guía de atención al inmigrante. Madrid: Ergon, 2003.

5. - Angell SY, Cetron MS. Health disparities among travelers visiting friends and relatives abroad. Annals of internal Medicine. 2005; 142(1):67-72. Disponible en URL: http://www.annals.org/cgi/reprint/142/1/67.pdf.

6.- Ansart S, Perez L, Vergely O, Danis M, Bricaire F, Caumes E. Illnesesses in travelers returning from the tropics: a prospective study of 622 patients. Journal of Travel Medicine. 2006; 12 (6):312-8.

7.- Bacanaer N, Stauffer B, Bouware DR, Walker PF, Keystone JS. Travel medicine for Northamerican immigrants visiting friends and relatives. Journal of American Medical Association. 2004; 291(23):2856-64. Disponible en URL: http://www.annals.org/cgi/reprint/142/1/67.pdf.

8.- Baraza Cano MP, Lafuente Robles, N, Granados Alba A. Identificación de diagnósticos enfermeros en población inmigrante en el Distrito Poniente de Almería. Rev. Enfermería Comunitaria. 2005; 1 (1):18-23.

9.- Bischoff A, Loutan L. Other Words, Other Meanings. A guide to health care interpreting in international settings. Genève: Hôpitaux Universitaires de Genève; 2008

10.- Bou A, Gascón J, Vallsa ME, Corachán M. Fiebre de Katayama en turistas españoles: análisis de 25 casos. Med Clin (Barc). 2001; 116:220-2.

11.- Bruguera M, Forns X. Epidemiología actual de las hepatitis virales: ¿quién las padece y quién puede protegerse? Enferm Infecc Microbiol Clin. 2004; 22 (8):443-7.

12.- Bruguera M, Forns X. Hepatitis C en España. Med Clin (Barc). 2006; 127:113-7.

13.- Caballero Carmona et al. Guía de actuación en atención primaria de población inmigrante. Consejería de Salud de Castilla La Mancha, 2008.

14.- Caruana SR, Nelly HA, Neow JY et al. Undiagnosed and potentially letal parasite infections among immigrants and refugees in Australia. J Travel Med 2006; 13: 233-9.

15.- Casas M et al. Mediación intercultural en el ámbito de la salud. Obra social de La Caixa, Barcelona 2010.

16.- Carrillo Casas E, Iglesias Pérez B, Gómez i Prat J, Guinovart Florensa C, Cabezos Otón J. Cribaje de microfilariasis sanguínea (loa loa) en la población inmigrante de zonas endémicas. Rev Esp Salud Pública. 2004; 78:623-30.

17.- Centro Nacional de Epidemiología. Protocolo de fiebres hemorrágicas virales. Boletín Epidemiológico Semanal. 2003; 11(18):205-8. Disponible en URL: http://193.146.50.130/htdocs/bes/bes0334.pdf.

18.- Cerdán Carboner MT. Lepra, hacia la erradicación. Guía de atención al inmigrante de la Sociedad Madrileña de Medicina Familiar y Comunitaria. 2003, pp. 211-8.

19.- Corachán M. Esquistosomiasis o bilharziosis: importada. Jano. 2003; 64:386-91.

20.- Domingo-Carrasco C, Gascón Bustrega J. Dengue y otras fiebres hemorrágicas virales. Enferm Infecc Microbiol Clin. 2005; 23 (10):615-26.

21.- Espinal MA, Laszlo A, Simonsen L, Boulahbal F, Kim SJ, Reniero A, et al. Global trends in resistance to antituberculosis drugs. NEJM. 2001; 344:1294-303.

22.- Esteban y Peña MM. Motivos de consulta y características demográficas de una comunidad de inmigrantes sin papeles en el distrito de Usera-Villaverde (Madrid). Aten Primaria 2001; 27: 25-8.

23.- Farias Huanqui P. Manual de Atención Primaria a Población Inmigrante. Madrid: Jarpyo Editores, 2003.

24.- Fernández Juárez G, González González L et García Ortiz P. La diversidad frente al espejo: salud, interculturalidad y contexto migratorio. 1ª ed. Ecuador; Abya-Yala: 2008.

25.- Fragua Gil R, Herreros Hernanz I, Peñalva Merino MD, Vázquez Villegas J, Lafuente Robles N, Sánchez Benítez de Soto ML. Formación de tutores e inmigración: un trabajo de campo. Aten Primaria. 2004; 36 (supl 1):728.

26.- Fuertes C et Martín MA. El inmigrante en la consulta de Atención Primaria. Anuales del sistema sanitario de Navarra, 2006; 29(1): 9-25.

27.- García de Viedma D, Chaves F, Íñigo J. Tuberculosis en inmigrantes: ¿es importada? Enf Emerg. 2004; 6: 248-9.

28.- García C. Inmigración y Enfermería. Cuidados y Educación. 2004 junio; VII: 12-5

29.- García-Campayo J, Sanz Carrillo C. Salud Mental en Inmigrantes: El Nuevo Desafío. Med Clin. 2002; 118 (5): 187-91.

30.- Gámez Gámez E, Galindo Pelayo JP et al. La atención al inmigrante: del aluvión a la solución razonable. Documentos S FYC, 2002; 17.

31.- García Ascaso MT et al. Actitud diagnóstica en un servicio de urgencias pediátrico ante un niño con fiebre, procedente de un país tropical. An Pediatr (Barc) 2008; 68 (Supl 2): 63.

32.- Gargantilla P. Manual de atención a inmigrantes. Madrid: Ergon, 2003.

33.- Garrido Álvarez E, Álvarez Pasquín MJ, Gómez Marco JJ, Martín Martín S, Kloppe Villegas P, Hernando López P. Seroprevalencia de anticuerpos de rubéola en mujeres inmigrantes en edad fértil en dos centros de salud de Madrid. Vacunas 2004; 5: 75-8.

34.- Gascón J. Enfermedades infecciosas e inmigración. Enferm Infecc Microbiol Clin. 2003; 21 (10):535-9.

35.- Gascón J, en representación del grupo de trabajo del taller «Enfermedad de Chagas importada: ¿un nuevo reto de Salud Pública?». Conferencia de consenso sobre el diagnóstico y tratamiento de la Enfermedad de Chagas importada. Med Clín (Barc). 2005; 25 (6):230-5.

36.- Giménez López MJ et al. Patología emergente en el poniente almeriense. Aportación de la hematología al diagnóstico. Investig. Clin. 2004:7 (3).

37.- Gómez-Chiari M, Tusell J, Ortega J. Drepanocitosis: experiencia de un centro. An Pediatr. 2003; 58:95-9.

38.- González Fernández FA, Hojas Bernal R, Ropero P, Villegas Martínez A. Aumento de la incidencia de hemoglobinopatías estructurales y talasemias en España. Haematologica (ed. esp.). 2002; 87 (supl 1): 368-72.

39.- González E. Comelles JM. Psiquiatría Transcultural, Madrid: Asociación Española de Neuropsiquiatría, 2000.

40.- Gutiérrez R, Álvarez MJ, Sesmero MA, Martín S. Vacunación de los niños inmigrantes: ¿cómo acuden a nuestras consultas? Aten Primaria 2005; 35 (3):164.

41.- Gutiérrez M, Tajada P, Álvarez A et al. Prevalence of HIV-1 non-B subtypes, syphilis, HTLV and hepatitis B and C viruses among immigrant sex workers in Madrid, Spain. J Med Virol 2004; 74: 521-7.

42.- Hepburn NC. Cutaneous leishmaniasis: an overview. J Postgrad Med. 2003;49: 50-4.

43.- Hernández JA, Bosch MA, Sauca G, Rovira JM, Clapés V, Del Río N, Cabot A, Genover E. Hematología e inmigración. Impacto de la inmigración africana subsahariana en la práctica hematológica. Haematologica (ed. esp.), 2002 octubre; 87-95.

44.- Holguin A, Álvarez A, Soriano V. High prevalence of subtype G and spectrum of natural polymorphism at the protease gene among HIV infected immigrants attended in Madrid. AIDS 2002; 16: 1163-70.

45.- Jansá JM, Borrell C. Inmigración, desigualdades y atención primaria: situación actual y prioridades. Aten Primaria. 2002; 29:466-8.

46.- Jansá JM, García de Olalla P. Salud e inmigración: nuevas realidades y nuevos retos. Gac Sanit. 2004; 18 (supl):207-13.

47.- Jiménez D, Sánchez S, Zazo J, Arias F, Soto A. Ingresos de inmigrantes en una unidad de hospitalización psiquiátrica breve. Anales de Psiquiatría 2006; 22 (3): 111-5.

48.- Johnson R, Roter D, Powe N, Cooper L. Patient race/ethnicity and quality of patient-physician communication during medical visits. Am J Public Health 2004; 94: 2084-9.

49.- Junyent M et al. Comparación de la utilización de los servicios de urgencias hospitalarios entre la población inmigrante y la población autóctona. Emergencias. 2006; 18:232-5.

50.- Junyent et al. Urgencias médicas del inmigrante adulto. Anales del Sistema Sanitario de Navarra. 2006; Monografías vol. 29, suplemento 1.

51.- Lacalle Rodríguez-Labajo M, et al. Resultados de la aplicación de un examen de salud en la población inmigrante. Aten Primaria. 2000; 25:634-8.

52.- Levy V, Prentiss D, Balmas G, Chen S, Israelski D, Katzenstein D et al. Factors in the delayed HIV presentation of immigrants in Northern California: implications for voluntary counselling and testing programs. J Immigr Minor Health 2007; 9: 49-54.

53.- Leder K, Tong S, Weld L, Kain KC, Wilder-Smith A, von Sonnenburg F et al. Illness in travellers visiting friends and relatives: a review of the GeoSentinel Surveillance Network. Clin Infect Dis 2006; 43 (9): 1185-93.

54.- Lillebaek T, Andersen AB, Bauer J, Dirksen A, Glismann S, de Haas P et al. Risk of Mycobacterium tuberculosis transmission in a low-incidence country due to immigration from highincidence areas. J Clin Microbiol 2001; 39: 855-61.

55.- López-Vélez R. Inmigración y salud. PBM S.L., 2009 I 8 X. ISBN: 84-932484-1-X. Madrid, 2009.

56.- López-Vélez R. Inmigración y salud. Aproximación desde atención primaria. Madrid: PBM, 2002. Merino P. Medicina tropical. Madrid: Ergon, 2003.

57.- Lozano A et al. Impacto de la Inmigración en una consulta monográfica de VIH. Congreso de la Sociedad Andaluza de Enfermedades Infecciosas. Jaén, nov 2005.

58.- Llach-Berné M, Pañella H, Domínguez A, Cayla J-A, Godoy P, Alvarez J, Sala R, Camps N. Estudio des-criptivo de los brotes de hepatitis a investigados en Cataluña (1999-2003). Enferm Infecc Microbiol Clin. 2006; 24(7):431-6.

59.- MacPherson DW, Gushulak BD The basic principles of migration health: Population mobility and gaps in disease prevalence. Emerging Themes in Epidemiology. 2006; 3:3.

60.- Malavige GN, Fernando S, Fernando DJ, Seneviratne SL. Dengue viral infections. Postgrad Med J. 2004; 80:588-60.

61.- Maloney SA, Fielding KL, Laserson KF, Jones W, Nguyen TN, Dang QA et al. Assessing the performance of overseas tuberculosis screening programs: a study among US-bound immigrants in Vietnam. Arch Intern Med 2006; 166 (2): 234-40.

62.- Mañu-Pereira MM, Maya A, Cararach V, Sabria J, Boixadera J, Quinto L et al. Cribado neonatal de hemoglobinopatías y déficit de glucosa-6- fosfato deshidrogenasa en Cataluña. Estudio piloto en población anónima no relacionada. Med Clin (Barc) 2006; 126 (8): 281-5.

63.- Martín Gómez JL. Manual de medicina transcultural. Valoración cultural del inmigrante. Madrid: SEMERGEN; 2003.

64.- Martín Sánchez AM, Hernández García A, González Fernández M, Afonso Rodríguez O, Hernández Cabrera M, Pérez Arellano JL. Parasitosis intestinales en población inmigrante subsahariana asintomática. Gran Canaria 2000. Rev Clin Esp 2004; 204: 14-7.

65.- Mathez C, Bangala Y, Bady P, Zellweger JP. Active screening for pulmonary tuberculosis among immigrants by chest x-ray at the Swiss border. Swiss Med Wkly 2007; 137 (45-46): 649-54.

66.- Menoyo C. Estrategias de prevención del VIH/sida y otras ITS en la población inmigrante. En: La prevención de la infección del VIH/sida en la población inmigrante. Ministerio de Sanidad y Consumo, 2006. p. 65-72.

67.- Menzies D. Screening immigrants to Canada for tuberculosis: chest radiography or tuberculin skin testing? CMAJ 2003; 169: 1035-6.

68.- Montes de Oca Arjona M, Saldarreaga Marín J, Pérez Guerrero P, Benítez Carmona J. Paludismo. Medicine. 2006; 9(58):3751-9.

69.- Manzardo C, Trevino B, Gómez i Prat J, Cabezos J, Mongui E, Clavería I et al. Communicable diseases in the immigrant population attended to in a tropical medicine unit: epidemiological aspects and public health issues. Travel Med Infect Dis 2008; 6 (1-2): 4-11.

70.- Morera Montes J, Alonso Babarro A et Huerga Aramburu H. Manual de atención al inmigrante. Ergon, Barcelona 2010.

71.- Muñoz L, Casal M. Protocolo terapéutico de la tuberculosis pulmonar. Medicine. 2006; 9:3661-4.

72.- Ochan B. Sleeping sickness re-emerges in Uganda. British Medical Journal. 2004; 328:7431.70-e.

73.- Ordobás M, Cañellas S. Tuberculosis en personas de origen extranjero en la Comunidad de Madrid. Enf Emerg. 2004;6245-6.

74.- Parola P, Soula G, Gazin P, Foucault C, Delmont J, Brouqui P. Fever in travelers returning from tropical areas: prospective observational study of 613 cases hospitalized in Marseilles, France, 1999-2003. Travel Medicine and Infectious Diseases. 2006; 4 (2):61-70.

75.- Patel PA, Voigt MD. Prevalence and interaction of hepatitis B and latent tuberculosis in Vietnamese immigrants to the United States. Am J Gastroenteol. 2002; 97 (5):1198-203.

76.- Pena MJ, Caminero JA, Campos-Herrero MI, Rodríguez-Gallego JC, García-Laorden MI, Cabrera P, et al. Epidemiology of tuberculosis on Gran Canaria: a 4 year population study using traditional and molecular approaches. Thorax. 2003; 58:618-22.

77.- Pérez-Arellano JL, Hernández A, Sanz O, Moreno AA. Inmigración africana en Canarias e infección tuberculosa. Med Clin (Barc). 2002; 118:38.

78.- Ramos JM, Gutiérrez F. Tuberculosis e inmigración. Med Clin (Barc). 2006; 126 (7):277-8.

79.- Ramos JM, Masià M, Rodríguez JC, Padilla I, Soler MJ, Gutiérrez F. Examen de salud en población inmigrante: prevalencia de infección tuberculosa latente, hepatitis B, hepatitis C, infección por el VIH y sífilis. Enferm Infecc Microbiol Clin 2003; 21: 540-2.

80.- Puente S, Bru F, González-Lahoz J. Atlas dermatológico de Medicina Tropical. Barcelona: Editorial P. Permayer, 2005.

81.- Ramos et al. Características clínicas y epidemiológicas de la infección por el VIH en extranjeros en Elche, España (1998-2003). Enferm Infecc Microbiol Clin. 2005; 23:469-73.

82.- Ramos JM, Masiá M, Rodríguez JC, Padilla I, Soler MJ, Gutiérrez F. Tuberculosis en inmigrantes: diferencias clinicoepidemiológicas con la población autóctona (1999-2002). Enferm Infecc Microbiol Clin. 2004; 22:315-8.

83.- Recomendaciones para la atención al paciente inmigrante en la consulta de Atención Primaria. Grupo de conceso de Atención Primaria., SEMERGEN, SEMFIC, 2009.

84.- Roca C, de Balanzó X. Enfermedades importadas en inmigrantes: mito y realidad. An Sist Sanit Navar. 2006; 29 (supl 1):139-44.

85.- Roche J. Situación actual de la tripanosomiasis humana africana. Enfermedades Emergentes. 2004;6 (2):91-7.

86.- Rodríguez Guardado A, Huerta González I, Pérez González F, Suárez Gil P. Paludismo importado: dificultades para el diagnóstico y tratamiento. Med Clin (Barc). 2004; 123 (10):395-9.

87.- Salinas Solano C, Altube Urrengoetxea L, España Yandiola PP, Capelastegui Sáiz A, Quintana López JM. Tuberculosis en la población inmigrante de Bilbao. Arch Bronconeumol 2002; 38: 506-10.

88.- Sanz-Peláez O, Caminero-Luna JA, Pérez-Arellano JL. Tuberculosis e inmigración en España. Evidencias y controversias. Med Clin (Barc). 2006;1 26 (7):259-69.

89.- Sanz B, Torres AM, Schumacher R. Características sociodemográficas y utilización de servicios sanitarios por la población inmigrante residente en un área de la Comunidad de Madrid. Aten Primaria 2000; 26: 314-8.

90.- Sonder GJ, Bovée LP, Baayen TD, Coutinho RA, van den Hoek JA. Effectiveness of a hepatitis A vaccination program for migrant children in Amsterdam, The Netherlands (1992-2004).Vaccine 2006; 24 (23): 4962-8.

91.- Scope A, Trau H, Bakon M, Yarom N, Nasereddin A, Schwartz E. Imported mucosal leishmaniasis in a traveler. Clinical Infectious Diseases. 2003; 37:e83.

92.- Tirado Balaguer MD, Moreno Muñoz R, Marín Royo M, González Morán F, Pardo Serrano F, García del Busto Remón A et al. Impacto de la inmigración en las resistencias de Mycobacterium tuberculosis en la provincia de Castellón: 1995-2003. Med Clin (Barc) 2006; 126 (20): 761-4.

93.- Toro, Grupo Español para el Estudio del VIH-2 y del HTLV-I/II et al. Infecciones por VIH-2 y HTLV-I/II en España. Enferm Infecc Microbiol Clin. 2004; 22 (3):177-82.

94.- Vall Combéis O, García-Algar O. Inmigración y Salud. An Pediatr (Barc). 2004; 60 (1):1-2.

95.- Vall Mayans, GITSAP. Infección por el virus de la inmunodeficiencia humana y otras infecciones de transmisión sexual en inmigrantes de Barcelona. Enferm Infec Microbiol Clin. 2002; 20 (4):154-6.

96.- Vallè X, Sánchez F, Pañella H, García de Olalla P, Jansà JM, Caylà JA. Tuberculosis importada: una enfermedad emergente en países industrializados. Med Clin (Barc) 2002; 118: 376-8.

97.-Vallejo R, Guillén Gestoso C. Mediación: proceso, tácticas y técnicas. Madrid: Ediciones Pirámide; 2008.

98.- Vargas et al. Crisis de ansiedad en inmigrantes, un nuevo reto para el médico de urgencias. Emergencias. 2004; 1 6:62-5.

99.- Vázquez Villegas J. Asistencia al inmigrante desde el equipo de atención primaria (aspectos organizativos, formativos y de planificación). Cuadernos de Gestión. 2002; 8:54-60.

100.- Vázquez Villegas J, et al. Atención inicial al paciente inmigrante en atención primaria. Medicina de Familia (And). 2000; 2:162-8.

101.- Vázquez Villegas J. Inmigración y Salud. ¿Un nuevo modelo de atención primaria para un nuevo modelo de sociedad? Aten Primaria. 2006; 37 (5):249-50.

102.- Verrept H. Mediación intercultural en la atención sanitaria belga. Quadern CAPS 2004; 32: 40-6.

103. - Wilder-Smith A, Schwartz E. Dengue in travelers. N Engl J Med. 2005; 924-932.

104. - World Health Organization (WHO). Fiebres hemorrágicas víricas. Disponible en URL: http://www.who. int/topics/haemorrhagic_fevers_viral/ es/index.html.

105.- Zubero Sulibarría Z, Santamaría Jáuregui JM, Muñoz Sánchez J, Teira Cobo R, Baraia-Etxaburu Arteche J, Cisterna Cárcer R. Enfermedades importadas "tropicales": experiencia de una consulta especializada en un hospital general. Rev Clin Esp 2000; 200 (10): 533-7.

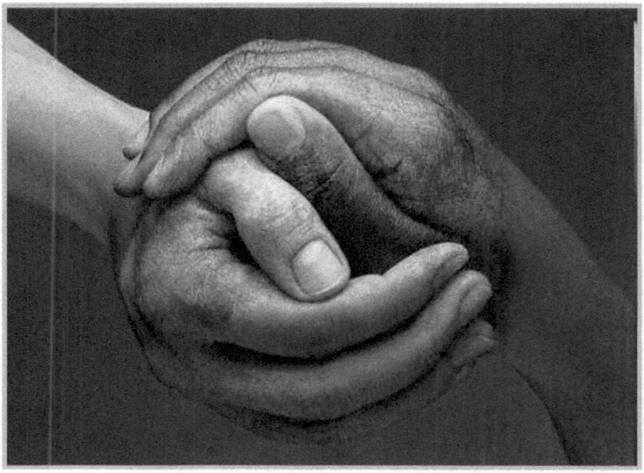

FSC
www.fsc.org
MIX
Papier | Fördert
gute Waldnutzung
FSC® C083411

Kolibri 360 GmbH
Ferdinand-Jühlke-Straße 7
99095 Erfurt, Deutschland
produktsicherheit@kolibri360.de

Druck:
CPI Druckdienstleistungen GmbH
im Auftrag der
Kolibri 360 GmbH
Ferdinand-Jühlke-Str. 7
99095 Erfurt